AF465989

LA

DÉMENCE SÉNILE

PAR

LE DOCTEUR A. LÉVY

ANCIEN AIDE D'ANATOMIE

LAURÉAT DE LA FACULTÉ (Concours d'Anatomie et de Physiologie, 1893)

NANCY

IMPRIMERIE NANCÉIENNE, 15, RUE DE LA PÉPINIÈRE

1896

LA

DÉMENCE SÉNILE

LA DÉMENCE SÉNILE

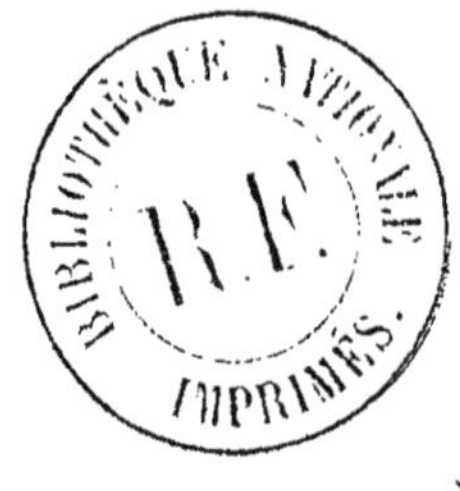

PAR

LE DOCTEUR A. LÉVY

ANCIEN AIDE D'ANATOMIE

LAURÉAT DE LA FACULTÉ (Concours d'Anatomie et de Physiologie, 1893)

NANCY

IMPRIMERIE NANCÉIENNE, 15, RUE DE LA PÉPINIÈRE

1896

INTRODUCTION

La démence sénile, maladie de la vieillesse des plus fréquentes, était connue dans l'antiquité, car l'expression vulgaire « tombé en enfance », en parlant du vieillard décrépi, se trouve dans les ouvrages des auteurs anciens. Ces derniers en ont décrit les symptômes ; l'un d'eux en a étudié les causes : aujourd'hui, à vingt ou vingt-cinq siècles d'intervalle, la symptomatologie et l'étiologie sont restées les mêmes.

On pourrait croire, à cause de l'*ancienneté* de cette affection, qu'elle a été le sujet d'une multitude d'écrits ; non, c'est une des maladies sur lesquelles on ait fait le moins de recherches, le nombre de ceux, qui se sont occupés d'elle spécialement, est bien restreint. Il est permis de dire qu'à part l'anatomie pathologique, nos connaissances en cette matière sont restées au niveau de celles des anciens ; et cependant cette affection est intéressante par elle-même, mais les sujets, qu'elle atteint, ne le sont pas du tout, et c'est là sans doute la raison pour laquelle on les a délaissés, eux et leur maladie : c'est qu'il faut une douceur et une patience par trop grandes pour manier ces vieillards souvent grognons et toujours stupides ; leur niaiserie surtout vous fatigue. Nous les avons observés matin et soir pendant sept mois, épiant leurs faits et gestes ; la seule distraction qu'ils nous aient procurée, était due à l'irascibilité de leur caractère qui venait interrompre la monotonie de leur conversation languissante. Aussi, que de fois, tout au début, effrayé par la lourdeur d'un travail si pénible, aurions-nous abandonné notre tâche, si nous n'avions été encouragé par les avis d'un maître, M. le professeur agrégé Parisot, qui fut en même temps un ami.

Depuis trois ans, nous suivions, avec un vif intérêt, sa clinique à l'hospice des vieillards de Saint-Julien ; il s'appliquait surtout à l'étude des maladies du système nerveux ; en 1895, il était chargé du cours des affections mentales : nous avons puisé dans ses leçons la plupart de nos connaissances sur la pathologie cérébrale. Au cours de son enseignement clinique, il nous communiqua de curieuses observations de déments séniles ; alors, sur son conseil, nous entreprîmes l'étude des troubles de la mémoire chez ces derniers et des rapports de ces troubles avec la pression artérielle et la toxicité urinaire. Mais, au cours de nos recherches, nous eûmes l'idée, en voyant qu'il n'avait pas encore paru de travail complet sur la démence des vieillards, d'élargir le cadre de notre sujet, de rassembler tout ce qui avait paru jusqu'à ce jour sur cette maladie, et d'en faire une étude développée avec toute l'ampleur qu'elle comporte. C'est cette étude que nous présentons comme thèse de doctorat.

Un mot sur ce point, un mot d'excuse pour réclamer l'indulgence de nos juges.

La question de la démence est une grosse question, elle touche à des points très élevés de la psychologie ; un tel sujet, pour être traité convenablement, exigerait une expérience qui n'est guère de notre âge. Nous écouterons avec un grand intérêt les critiques que mérite notre travail ; qu'on nous pardonne notre témérité, qu'on tienne compte de notre bon vouloir et de nos efforts et nous nous déclarerons satisfait ; nous avons la conscience de l'utilité scientifique de notre œuvre.

Quant à la division de notre étude, nous en indiquons ici les grandes lignes. Ce sont, suivant l'ordre :

1° *La Définition de la démence sénile.*

2° *L'Historique*, — jusqu'ici il était trop incomplet et trop succinct, nous lui avons donné son entier développement.

3° *L'Etiologie*, — nous l'avons refondue suivant nos idées personnelles.

4° *L'Anatomie pathologique*, — elle est établie d'après les dernières découvertes microscopiques.

5° *La Symptomatologie*, — nous y apportons quelques faits nouveaux.

6° *Les Complications : le Délire*, — on trouvera dans ce chapitre un long travail inédit.

7° *La Pathogénie*, — de la démence, puis du délire. Nous attirons l'attention sur ce chapitre ; on y trouvera le compte rendu de nos expériences sur la toxicité urinaire et de ses rapports avec le délire. Nous avions fait des recherches sur la pression artérielle, mais leur résultat est nul.

8° *La Marche, la Durée, le Pronostic.*

9° *Le Diagnostic.*

10° *Traitement.*

11° *Conclusions*, — elles seront faites très brièvement, mais il est presqu'impossible de les déduire d'un travail qui a porté sur tous les points d'une maladie, et qui doit être parcouru pour être jugé.

Avant d'entrer dans le cœur du sujet, qu'il nous soit permis d'adresser à M. le professeur Bernheim, notre premier maître en clinique, toute l'expression de notre gratitude pour l'honneur qu'il nous a fait d'accepter la présidence de notre thèse.

Que MM. les professeurs Gross et Spillmann agréent la marque de notre plus vive reconnaissance pour les leçons qu'ils nous donnaient quand nous remplissions les fonctions d'externe à leur clinique.

Que MM. les professeurs Demange, Herrgott et Schmitt, soient assurés de notre sympathie la plus respectueuse.

Nous devons adresser à MM. les professeurs Chrétien et Nicolas tous nos remerciements pour l'intérêt qu'ils nous ont témoigné alors que nous étions attaché au laboratoire d'anatomie.

Nous tenons à profiter de la publicité d'une thèse inaugurale pour témoigner ici toute notre reconnaissance à M. le professeur agrégé Parisot, dont les leçons sur les maladies mentales nous ont été si utiles Qu'il nous permette de le remercier publiquement d'avoir inspiré cette thèse et de nous avoir aidé de ses conseils éclairés. Il est de ceux de nos maîtres dont le souvenir est inoubliable pour les marques de sympathie qu'ils n'ont cessé de nous donner.

Nous ne voudrions pas terminer sans témoigner les bons sentiments que nous avons à l'égard de MM. les professeurs agrégés Remy, Vautrin, Haushalter et

Février, pour leur bel enseignement clinique. Merci encore à M. le docteur Etienne, à qui nous sommes redevable de ses leçons instructives faites le soir, près du lit du malade, au service de M. le professeur Spillmann.

Il nous reste encore un devoir à accomplir, c'est de remercier sœur Ephrem, attachée à l'infirmerie de l'hospice Saint-Julien, pour les services qu'elle nous a rendus, pour le dévouement qu'elle nous a apporté en surveillant nos malades.

CHAPITRE Ier

Définition.

Démence, du latin *dementia* (*demens* fou, *de* de, hors de et *mens* esprit), signifie folie au sens étymologique du mot. Pour les légistes, cette acception est plus restreinte. Aux termes de l'article 489 du code civil, les causes de l'interdiction sont au nombre de trois : l'imbécillité, la démence et la fureur. En médecine, la restriction est plus grande encore. C'est une affection caractérisée par la déchéance progressive des facultés psychiques ; cette déchéance est incurable. Elle est, dit M. Ball (1), « l'étape terminale qui dans la majorité des cas vient clore l'évolution des maladies mentales. » Elle apparaît aussi avec les progrès de l'âge et porte le nom de démence sénile. C'est cette variété qui fait le sujet de notre thèse.

(1) Ball. *Leçons sur les maladies mentales.*

CHAPITRE II

Historique de la démence sénile.

La démence sénile est connue de tout temps, et, personne à notre connaissance n'a tenté de faire son historique d'une manière complète. Les matériaux sont nombreux et épars. Pour la clarté du sujet, nous les avons groupés en deux périodes distinctes. La première s'étend de l'antiquité à la fin du XVIIIe siècle, époque où Pinel imprime à cette maladie un caractère scientifique; la deuxième, remplie d'études anatomo-pathologiques, comprend le XIXe siècle.

PREMIÈRE PÉRIODE (1). — Faut-il rappeler le procès de Sophocle, qui, au témoignage de Plutarque et de Cicéron, se justifia de l'accusation de démence portée contre lui par ses fils, en lisant à ses juges quelques passages de l'*Œdipe à Colonne* qu'il venait de composer à plus de quatre-vingts ans. A cette

---

(1) Dans l'antiquité, chez les Celtes, au moyen âge chez les Danois et les Goths, le dément sénile était voué au mépris. La religion de ces peuples assignait un souterrain affreux et plein d'animaux venimeux à ceux qui mouraient de maladies et de décrépitude. Aussi les vieillards étaient-ils dans l'habitude de se suicider ou de se faire tuer par leurs compagnons. Chez les Goths, la mort de ceux qui succombaient à la fatigue de l'âge, était appelée Kerlingedande, c'est-à-dire mort de vieilles femmes.

Des coutumes analogues se rencontraient dans l'antiquité, chez la plupart des peuples septentrionaux. Les Thraces, les Venèdes, les Hérules, les Brussiens, les Serres, se tuaient eux-mêmes quand ils étaient parvenus à la vieillesse ou donnaient la mort à leurs pères qui la recevaient comme un bienfait.

Brierre de Boismont : *Suicide dans l'antiquité et au moyen-âge*. In *Annales médico-psychologiques*, 1851.

époque déjà (1), la démence sénile amène des débats judiciaires.

Hippocrate explique la décrépitude dûe à l'âge par sa théorie du feu et de l'eau : « Les vieillards (2) sont froids et humides, parce que le feu se retire et que l'eau afflue, parce que le sec s'en va et que l'humide se constitue ». Or « dans (3) les combinaisons où le feu est encore plus surmonté par l'eau existante, on a des gens qui sont dits par les uns insensés, par les autres étonnés. La folie de ces gens a un caractère de lenteur ; ils se plaignent sans que personne les afflige ou les batte ; ils craignent ce qui n'est pas à craindre, ils se tourmentent de ce qui n'a rien de tourmentant et ne sentent véritablement rien comme sent un homme d'esprit sain. » Comme médication, Hippocrate recommande les étuves, la purgation avec les hellébores, les aliments secs et moindres, les exercices plus considérables et plus actifs.

Cicéron, dans son *De Senectute* (4), ne se contente pas de peindre cette déchéance psychique, il en donne encore l'étiologie. « La mémoire diminue ; oui, si vous ne l'exercez pas ou si elle est naturellement paresseuse. Les vieillards conservent leur esprit pourvu qu'ils conservent le goût de l'étude et du travail. L'affaiblissement des forces de l'esprit vient plus souvent des vices de la jeunesse qu'il n'est l'effet du temps. Un vieillard doit soigner sa santé, user d'exercices

(1) Sophocle est mort en 405 avant J.-C.

(2) Hippocrate. *Traduction Littré*, t. IV, p. 513.

(3) Hippocrate. *Traduction Littré*, t. IV, p. 519.

(4) Ciceron, *De Senectute*. Traduction librairie Hachette, 1884, p. 32, 34, 46, etc.

modérés, ne boire et ne manger qu'autant qu'il est nécessaire pour soutenir les forces, sans charger le corps; il faut aussi s'occuper de l'esprit et de l'âme, car cette double lumière de notre être s'éteint facilement dans un vieillard, s'il ne l'entretient en y versant de l'huile. Cette imbécillité sénile, à laquelle on a donné le nom d'enfance, se trouve chez les vieillards d'un esprit faible et non chez tous.

Aujourd'hui, c'est-à-dire près de deux mille ans après Cicéron, que savons-nous de plus en fait d'étiologie de la démence sénile ?

Juvénal (1) fait un portrait fidèle du dément sénile. Après avoir énuméré les déchéances corporelles de la vieillesse, il ajoute que « la démence est un mal plus grand que la perte des membres ; on ne se souvient ni des noms de ses esclaves, ni du visage de l'ami avec qui on a soupé la veille ; on ne reconnaît ni ses enfants, ni ceux qu'on a élevés.

Arétée admet la théorie d'Hippocrate. Le froid et la sécheresse sont la cause de la vieillesse et de la mort ; il ajoute avec raison que le délire sénile qui est la calamité du dernier âge est sans intermittence et incurable (2).

Dans cette longue obscurité médicale qui s'étend d'Arétée au XVIIIe siècle, nous n'avons que trois ou quatre médecins à citer, mais ils font, par leur expérience et la profondeur de leur jugement, un contraste frappant avec le milieu où ils vivent.

Félix Plater (3) dit que l'infidélité de la mémoire, si

(1) Juvénal, mort en 143 après J.-C. *Sat.* X, v. 221 à 225.
(2) Arétée, cité dans le *Compendium de médecine pratique*, 1842. Art. Folie.
(3) Félix Plater, cité par Calmeil. *De la Folie*, 1845.

commune dans la vieillesse, est dûe à une lésion du cerveau. Les facultés de l'esprit demandent à être exercées ; leur inaction habituelle peut dégénérer en incapacité. On ne peut appeler déments les vieillards dont la mémoire diminue, mais dont le jugement reste prompt et sain. On s'exprimerait d'une manière plus convenable en disant que la mémoire qu'ils ont pendant si longtemps surchargée d'impressions et d'idées variées autant que nombreuses, se comporte chez eux comme s'il ne restait plus d'espaces pour admettre de nouveaux concepts.

Baillou (1) attribue les troubles de la pensée et de la mémoire à la sécheresse de la substance cérébrale, à son défaut de consistance, à la surabondance de sérosité. Thomas Willis (2) rapporte les troubles de la mémoire au désordre de la substance corticale, ceux de l'imagination aux lésions des corps calleux et de la substance blanche, mais il fait intervenir les esprits animaux.

Avant Félix Plater, le médecin lorrain Nicolas Lepois (3) [1580] attribuait la démence, constituée par l'affaiblissement du jugement compliqué de celui de la mémoire, au dérangement de l'encéphale.

Enfin, au XVIIIe siècle, l'animiste Boissier de Sauvages (4) distingue, parmi les nombreuses variétés de la démence, la démence des vieillards qui lui paraît surtout dépendre de l'excès de consistance du cerveau.

(1) Baillou, cité par Calmeil. *De la Folie*, 1845.
(2) Thomas Willis, cité par Calmeil, *loc. cit.*
(3) Nicolas Lepois, id. *id.*
(4) Boissier de Sauvages, id. *id.*

Deuxième période. — *De Pinel à nos jours.* — Pinel subit encore l'influence des théories anciennes. Sa circonspection à l'égard des découvertes récentes sur la physiologie cérébrale le confine d'une manière heureuse à la symptomatologie des maladies mentales.

La démence, dit-il, marquée par l'incohérence des idées et la débilité des fonctions cérébrales, est souvent l'effet d'un âge avancé (1). Elle a lieu, d'après sa statistique, entre 60 et 90 ans, amenée par la caducité, par les chagrins profonds, quelquefois par l'abus des liqueurs alcoolisées (2), souvent accélérée par l'épuisement des plaisirs (3). Elle présente bien moins d'effervescences que les autres démences. Elle est incurable et Pinel, le premier en France, regrette de la voir placée dans les hospices d'aliénés (4). S'il ignore la démence du ramollissement et celle de la paralysie générale, les travaux à ces sujets lui étant postérieurs, il distingue celle de l'apoplexie (5), comme l'a fait observer M. Ritti (6). Le seul reproche qu'on puisse lui adresser, c'est d'avoir négligé les troubles physiques (7).

En résumé, la démence sénile, comme toutes les autres maladies mentales, a pris avec Pinel son cadre scientifique que rempliront les aliénistes à venir.

---

(1) Pinel, *Aliénation mentale*. 1809, 2e édition, p. 409.

(2) id. *id.* — p. 415.

(3) id. *Nosographie philosophique*, art. Névroses, chapitre Démence.

(4) id. *Aliénation mentale*, p. 426.

(5) id. *id.* p. 90.

(6) Ritti, *Rapport sur les maladies mentales des vieillards. Congrès des médecins aliénistes*, session de Bordeaux, 1895.

(7) Rouillard, *Maladies mentales des vieillards. Gazette des hôpitaux*, 1889.

Les travaux de Bichat, de Magendie et de Gall, les leçons de Chaussier et de Richerand, ont démontré que le cerveau est l'organe des facultés intellectuelles et sur cette donnée physiologique, on se livre à l'étude de l'anatomie pathologique cérébrale. Tandis que les uns, comme Esquirol, Georget et Calmeil, ne verront dans les lésions trouvées à l'autopsie, que des effets de maladie et concluront que la démence est due à un trouble inconnu de la substance élémentaire du cerveau, les autres, tels que Delaye, Foville et Pinel-Grandchamp, vont déduire de la coïncidence des troubles intellectuels et physiques avec les lésions de l'encéphale que la substance corticale du cerveau est l'organe de l'intelligence et que la substance blanche préside à la locomotion.

Foville (1) décrira l'atrophie des circonvolutions, Rostan (2) et Bayle (3) étudieront, l'un le ramollissement cérébral, l'autre la paralysie générale, et c'est ainsi qu'en moins de dix ans, seront fixées les grandes lignes de l'anatomie pathologique et du diagnostic différentiel de la démence sénile.

Esquirol, en 1814, distingue (4) la démence sénile de la manie avec ou sans fureur, qui « peut éclater même après l'âge de 85 ans et que l'on guérit quelquefois », mais jette la confusion dans son diagnostic différentiel en citant la manie, la mélancolie, l'épi-

(1) Foville, *Dictionnaire de médecine et de chirurgie pratiques*, 1829. Art. Aliénation mentale.

(2) Rostan, *Recherches sur le ramollissement cérébral*, 1re édition, 1816.

(3) Bayle, *Maladies du cerveau et de ses membranes*, 1826.

Nous devrions citer les travaux de Rochoux, sur l'*Apoplexie cérébrale* en 1814, mais certains symptômes de cette maladie étaient connus avant lui.

(4) Esquirol, *Dictionnaire des Sciences médicales*, 1814. Art. Démence.

lepsie, les convulsions et la paralysie parmi ses complications. C'est qu'il a sans doute en vue les vieux maniaques ou mélancoliques, aussi bien que les vieux épileptiques déments.

En 1838 (1), à côté du début lent de la démence sénile, Esquirol signale le début brusque par une excitation générale, qui ne tarde pas à céder la place à la démence sénile. Quant au siège de cette dernière, il lui « est aussi inconnu que celui du délire en général (2) ». Les lésions qu'il a trouvées dans ses autopsies d'insensés (déments), telles que l'épaississement de la dure-mère, les épanchements séreux qui recouvrent et effacent presque les circonvolutions, ceux qui se trouvent à la base du crâne et dans les ventricules, ne sont pour lui que l'effet de la maladie ou de la mort. Remarquons cependant, dans sa nomenclature des lésions, l'ossification des artères de la base du cerveau, surtout dans la démence sénile, l'atrophie des circonvolutions en particulier de la région frontale.

Pour Broussais (3), la démence sénile est dûe à une véritable irritation chronique de l'encéphale.

Rostan (4), dans ses travaux sur le ramollissement, dit que la démence sénile et l'aliénation mentale précèdent souvent le ramollissement et se demande si ces maladies ne sont pas les symptômes de cette altération latente et chronique.

Georget (5) attribue la décrépitude du vieillard à

(1) Esquirol, *Maladies mentales,* 1838. Art. Démence.

(2) Esquirol, *Dict. des sciences médicales.* Art. Démence.

(3) Broussais, *Irritation et Folie,* p. 388.

(4) Rostan, *loc. cit.,* p. 217, 2e édition, 1823.

(5) Georget, *De la Folie,* 1820.

l'usure du cerveau par suite de l'âge. Les lésions cérébrales trouvées à l'autopsie sont pour lui, comme pour Esquirol, les suites de la maladie.

Foville (1) décrit l'atrophie des circonvolutions, très fréquentes surtout dans les régions frontales, l'agrandissement des sillons, la décoloration de la couche grise. Les épanchements séreux à la surface des hémisphères et dans les ventricules sont pour lui consécutifs à l'atrophie. L'altération essentielle, cause de la démence, réside dans cette atrophie, celle des méninges est une complication accidentelle.

Guislain (2), trouvant, à l'autopsie d'un vieillard atteint de démence et mort de gangrène sénile, tout l'arbre artériel, en particulier celui de l'encéphale, ossifié, en déduit que l'atrophie du cerveau, son état de gangrène, la décomposition pulmonaire, les inflammations gangréneuses des extrémités, enfin toutes les altérations observées chez ce vieillard proviennent de l'ossification de l'arbre artériel.

Guislain signale, en outre, des périodes d'agitation (3) au cours de la démence sénile (folie et délire de Guislain). « Tout à coup, dit-il, le malade est pris de déterminations bizarres : il refuse de manger, tient les paupières fermées, les mains jointes, déchire ses vêtements, manie ses immondices, balance son corps de droite à gauche, parfois offre du penchant au suicide... Cet état dure quelques jours, est remplacé par des moments lucides jusqu'à ce qu'il devienne continu et finisse avec la mort. »

(1) Foville, *loc. cit.*

(2) Guislain, *Traité des phrénopathies*, 1835, Bruxelles, p. 172.

(3) Guislain, *loc. cit.*, p. 327.

Parchappe (1) établit définitivement par de nombreuses pesées que le volume du cerveau dans la démence « subit un décroissement qui est en raison composée de la durée et de l'intensité de la maladie », que l'atrophie du cerveau, habituellement partielle, porte le plus souvent sur les deux tiers antérieurs des hémisphères, souvent sur le quart antérieur, quelquefois sur les circonvolutions seulement des lobes antérieurs ou de la région sincipitale, que ces lésions sont proportionnelles aux troubles de l'intelligence.

Bucknill est arrivé aux mêmes résultats.

En 1845, Bouchet et Germain (2) certifient que, dans toutes les démences séniles, les artères du cerveau sont plus ou moins ossifiées, mais ignorent si ces altérations sont primitives ou consécutives à la démence.

Marcé, Luys, Robin et Ordonnez (3) décrivent, en 1862, la dégénérescence athéromateuse des cellules corticales et des parois des capillaires, que nous décrirons plus loin. Ils considèrent les lésions des vaisseaux comme l'élément générateur de la plupart des lésions qu'on rencontre dans la démence sénile : atrophie, ramollissement, disparition des cellules nerveuses de la couche grise, et des tubes nerveux de la substance blanche. Mais Marcé a le tort de refuser à la démence sénile toute entité nosologique, de la regarder comme une paralysie générale de vieillards méconnue ou comme la conséquence d'une hémorrhagie ou d'un ramollissement cérébral.

(1) Parchappe, *Traité théorique et pratique de la folie*, 1841.

(2) Bouchet et Germain, *Etudes pour servir à l'influence de la folie*, etc. *Annales médico-psychologiques*, 1845.

(3) Marcé, *Démence sénile*. *Gazette médicale*, 1863.

Après Marcé, les auteurs, qui ont traité la démence sénile, se sont attachés surtout à la description symptomatique de cette maladie. Nous citerons, parmi eux, MM. Ball et Chambard (1), dont l'étude a inspiré tous les médecins aliénistes qui sont venus après lui, M. Rouillard (2) qui s'est occupé surtout de la démence sénile délirante, et des autres formes d'aliénation mentale du vieillard, MM. Goudal (3), Mabille et Lallement (4), M. Olivier Yves (5) qui reproduit le travail de M. Rouillard, enfin tous les ouvrages modernes sur l'aliénation mentale.

Ajoutons que, dans ces dernières années, les maladies mentales, autres que la démence sénile, ont été l'objet de nombreuses recherches qui complètent le diagnostic différentiel de cette dernière. Nous renvoyons à ce sujet au rapport qu'a fait M. Ritti, au congrès des médecins aliénistes (session de Bordeaux, 1895).

---

(1) Ball et Chambard, *Dictionnaire des sciences médicales*. Art. Démence.

(2) Rouillard, *loc. cit.*

(3) Goudal, *De l'aliénation mentale chez les vieillards*. Thèse Paris, 1884.

(4) Mabille et Lallement, *De la folie des vieillards*. Mémoire à la Société médico-psychologique. — Nous regrettons de n'avoir eu entre les mains que le rapport fait au sujet de ce mémoire à cette société.

(5) Olivier Yves, *Contribution à l'étude des maladies mentales des vieillards, en particulier de la démence sénile*. Thèse de Paris, 1891.

CHAPITRE III

Etiologie.

Etudiée surtout depuis une centaine d'années, la démence sénile a reçu différents noms, tels que ceux de démence primitive ou primaire, par opposition à la démence consécutive, de la paralysie générale par exemple.

Ces diverses appellations mettent souvent le débutant dans un grand embarras, et on ne peut qu'applaudir à la nouvelle classification adoptée au congrès de Bruxelles et d'après laquelle les démences sont subdivisées en démences organiques et sénile. Nous nous permettrons cependant de faire observer que les classifications n'admettent que des idées générales et qu'à ce point de vue, celle du congrès, subissant à tort l'influence des vieilles dénominations de démences primitives ou consécutives à des lésions cérébrales, laisse supposer que la démence sénile n'est pas dûe à des altérations organiques. Mais, néanmoins, le progrès est grand, si tous les auteurs se déterminent à appeler du seul nom de démence sénile la maladie qui nous occupe.

Cette dernière se montre dans la vieillesse, comme l'indique son adjectif sénile ; elle est très fréquente et apparaît à partir de l'âge de 60, 65, 70, 80 ans, etc.

En 1890, sur 3,286 entrées dans les asiles d'aliénés de la Seine, il y avait 589 déments séniles, c'est-à-dire plus d'un cinquième (1). En août 1895, alors que nous remplacions l'interne à Saint-Julien, nous avons examiné les 250 vieillards indigents de cet hospice, et nous en avons trouvé huit atteints de cette maladie, c'est-à-dire 3,2 0/0. Ce rapport mensuel est peu démonstratif, car sur les 242 valides, il en est encore qui tomberont plus tard dans la démence.

En effet, chez un grand nombre de vieillards, les facultés intellectuelles diminuent plus ou moins rapidement à partir de 60 ans. Cette dégénérescence mentale est d'autant plus précoce que les conditions inférieures dans lesquelles a vécu ou vit encore le vieillard sont plus grandes et plus nombreuses. Nous les diviserons en causes prédisposantes et en causes occasionnelles :

1° CAUSES PRÉDISPOSANTES. — Ce sont les dégénérescences mentales héréditaires et acquises.

a) *Dégénérescence mentale héréditaire.* — Au cours de six observations, nous avons noté un certain degré de dégénérescence mentale qu'avaient présenté six déments depuis leur enfance.

1re Obs. — B... J..., 75 ans, cultivateur ruiné, s'était fait ensuite balayeur de rues ; sa mémoire a toujours été faible, nous dit sa femme, c'était un simple d'esprit ; il n'a jamais su ni lire ni écrire. Après une fièvre typhoïde à 35 ans et une variole confluente à 37 ans, la mémoire s'affaiblit plus encore. On profite de sa faiblesse intellectuelle pour le voler. Il entre à Saint-Julien en 1893, après avoir exercé pendant 20 ans le métier de balayeur ; le changement de mi-

(1) Yves Ollivier, *loc. cit.*, p. 5.

lieu, à son entrée à Saint-Julien, la restriction apportée à sa liberté le frappent profondément et le précipitent dans la démence.

2e Obs. — Veuve C..., 82 ans, possède un certain degré d'éducation et d'instruction ; elle a toujours été d'une coquetterie et d'un sans-souci exagérés ; les sentiments affectifs à l'égard des siens n'ont jamais eu leur développement normal.

3e Obs. — Veuve L..., lingère. Sa mémoire est faible depuis sa jeunesse, époque où ses parents, alors dans l'aisance, ont voulu lui faire donner de l'instruction, mais elle n'a rien pu apprendre. Ses facultés mentales diminuent depuis un an à la suite de revers de fortune.

Contraste frappant, sa sœur, également à Saint-Julien, et plus âgée qu'elle de 15 ans, présente une intelligence normale, bien que ses malheurs aient été plus grands encore : dans ces treize dernières années, elle a perdu d'abord son mari, puis sa fortune et enfin son fils âgé de 52 ans ; mais ses facultés mentales n'ont rien présenté d'anormal depuis sa jeunesse.

4e Obs. — B... S..., 77 ans, charretier, a toujours été brutal et d'intelligence médiocre.

5e Obs. — K... A..., 76 ans, lancier, puis suisse de cathédrale, a toujours été simple d'esprit.

6e Obs. — J..., ex commis-voyageur, a mené une vie très agitée et s'est livré souvent à la débauche. Sa fille, hystérique, est morte dans une maison de prostitution.

Ces six malades sont les seuls avec deux autres, une mélancolique et une neurasthénique, dont les antécédents aient été donnés par des parents ou par des amis ; tous les six ont présenté des symptômes de dégénérescence mentale plus ou moins accusés. Ce fait qui méritait d'être signalé se rapproche de ces cas nombreux de démence sénile chez des individus qui ont été neurasthéniques, mélancoliques ou hypochondriaques.

Nous ne pouvons tenir compte des antécédents des autres malades, parce qu'ils nous les ont communiqués eux-mêmes quand ils pouvaient encore le faire, et que leur qualité de déments les rend trop sujets à caution.

Les facultés mentales sont affaiblies jusqu'à un certain point chez le vieillard d'intelligence normale ; n'est-il pas naturel alors que les dégénérés ne résistent pas aux effets de l'âge, qu'ils n'aient pas de vieillesse proprement dite et qu'ils tombent rapidement dans la démence. Nous attirons l'attention sur cette dégénérescence souvent difficile à découvrir, qui explique l'hérédité de la démence sénile dans certaines familles ; on comprend aussi pourquoi nombre de vieillards, même sans instruction, arrivent à un âge de 90 à 100 ans, sans présenter de signes de démence : leur cerveau était bien constitué.

b) *Dégénérescence mentale acquise*. — Nous mettons en doute, hâtons-nous de le dire, l'existence de cette dégénérescence acquise en tant que cause prédisposante ; elle n'est qu'occasionnelle pour nous. On mentionne dans cette catégorie tous les individus, dont le cerveau, bien que favorablement constitué, est resté trop longtemps inactif ; tout organe qui ne fonctionne pas s'atrophie ; la paresse cérébrale amène la dégénérescence du cerveau. D'après cette loi, nous aurions tort de n'admettre que des dégénérés héréditaires comme futurs déments, si nous ne répondions que ceux-là sont enclins à la paresse cérébrale par l'effet de la vieillesse. Nous avons vu des vieillards sans instruction et qui n'ont fait toute leur vie qu'un travail manuel, rester vifs et alertes à 90 ans, tandis que d'autres, une institutrice par exemple, tombaient dans la décrépitude à l'âge de 70 ans.

L'inaction intellectuelle ne suffit donc pas à elle seule pour amener cet anéantissement des facultés intellectuelles qui vient terminer la carrière de ces employés, commerçants ou rentiers, qui se sont retirés depuis quelque temps des affaires ou qui se trouvent sans occupation. On dit que ceux qui se sont adonnés aux études libérales et qui travaillent encore dans leur vieillesse, arrivent à un âge avancé et meurent sans présenter d'affaiblissement notable de leurs facultés intellectuelles ; ce fait nous paraît exagéré en ce sens qu'on prend ici l'effet pour la cause. Si des hommes comme Voltaire, Arago et d'autres encore, se sont illustrés par leur travail, c'est un peu grâce à la belle organisation de leur cerveau sans tare, et c'est aux forces vives de ce dernier, fortifié encore par l'exercice, qu'ils doivent d'avoir atteint les limites extrêmes de la vieillesse sans présenter de signes de démence. Aussi, grandement étonné, de lire dans le livre de Moreau de Tours sur la *Psychologie morbide* (1), qu'un homme de génie comme Linné était

(1) Moreau de Tours. *Psychologie morbide*, 1859, p. 562. Trois ans après l'apparition du livre de Moreau, paraissait le travail de Marcé sur la démence sénile ; il est permis de supposer que l'étiologie et le diagnostiç

mort dément à un âge relativement peu avancé, nous avons fait des recherches à ce sujet et avons trouvé que le célèbre naturaliste avait eu deux ans avant sa mort, à 72 ans, une attaque à la suite de laquelle il avait oublié son nom et que, peu de temps avant de mourir, il avait tracé, « dans une feuille écrite en latin, son caractère, ses mœurs et sa conformation extérieure » (1). Nous ne voyons pas là de symptômes de démence.

Mais le nombre de nos observations de dégénérés héréditaires est encore trop restreint pour nous permettre de rejeter complètement une opinion admise par nos maîtres. Voilà la raison pour laquelle nous plaçons la dégénérescence mentale acquise à côté de l'héréditaire. Outre l'inactivité intellectuelle comme causes de dégénérescence, on cite les excès de tout genre ; en effet, leurs résultats sont importants au point de vue étiologique, bien que l'on puisse dire que le fait même de se livrer aux excès est une preuve de dégénérescence. Cette dernière est encore activée par les mauvaises conditions hygiéniques, les maladies douloureuses et de longue durée, les chagrins, l'alcoolisme, la goutte, le rhumatisme (ces derniers par le trouble dyscrasique du sang et les lésions vasculaires qu'ils entraînent), enfin par tout ce qui, par un mécanisme quelconque, rend la nutrition de l'en-

---

différentiel de cette maladie, si confus dans l'étude de Marcé, étaient encore peu connus à cette époque.

L'erreur de Moreau au sujet de la maladie de Linné se trouve reproduite depuis chez un certain nombre d'auteurs.

(1) Vicq d'Azyr. *Éloge historique de Linné*, p 30. Préface des anciennes éditions des ouvrages du naturaliste.

céphale défectueuse et fait du cerveau un *locus minoris resistentiæ*.

2° Les causes occasionnelles de la démence sont les chagrins, les changements de milieu auquel le vieillard routinier s'habitue difficilement et surtout l'inactivité intellectuelle précitée. Certaines maladies infectieuses, en affaiblissant le système nerveux, amènent la démence ; nous avons vu, à Saint-Julien, une observation de démence apparue à la suite de grippe.

De toutes ces considérations étiologiques, on pourrait déduire : 1° l'existence hypothétique d'une démence sénile physiologique, amenée par les progrès de l'âge, et que la longévité intellectuelle de ceux dont le cerveau est bien constitué, ne nous permet pas d'observer parce qu'ils sont enlevés par une maladie intercurrente ; 2° que toutes les démences séniles que nous voyons sont des démences précoces, leur apparition étant hâtée par une faiblesse constitutive du cerveau. Elles seraient donc à la fois physiologiques et pathologiques. Cette dernière opinion est celle de M. Magnan qui, dans sa classification des maladies mentales, place la démence sénile comme trait d'union entre la physiologie et la pathologie.

Mais au point de vue pratique, l'hypothèse d'une démence sénile physiologique n'a aucune valeur. Pour nombre d'auteurs modernes, les démences sont purement physiologiques, c'est-à-dire amenées physiologiquement par l'inaction intellectuelle et par l'effet de la vieillesse, comme elles sont physiologiquement retardées par l'exercice cérébral. Cette opinion est en somme la même que la précédente, mais comme elle ne repose sur aucune hypothèse, elle mérite plus de considération au point de vue théorique. Pratiquement, il s'ensuit que les déments séniles ne sont pas des aliénés, et c'est une des raisons pour lesquelles on ne leur accorde pas leur place encombrante dans les asiles (1). Les auteurs du *Compendium de médecine pratique* ne décrivent même pas la démence sénile parmi les affections mentales parce qu' « elle n'est point une maladie (2) », et conforment ainsi leurs écrits à leurs idées. Partant de là, on ne devrait trouver les symptômes que présentent ces malades sans maladie que dans les livres de physiologie normale.

A côté de cette opinion généralement admise aujourd'hui, se place une deuxième qui lui est contraire et pour laquelle la démence sénile est pathologique : c'est celle du professeur Ferrus qui, en 1834, dans ses cours cliniques sur les maladies nerveuses à l'hospice de Bicêtre, contrairement aux idées professées par les grands maîtres, se refusait à admettre que les progrès seuls de l'âge aient pu déterminer cet état chez l'individu sain dont le cerveau est bien constitué et rapportait les causes de cette affection aux prédispositions et aux excès. Nous avons grande tendance à admettre ces idées ; les vieillards meurent les uns d'affections cérébrales, les autres d'affections rénales ou cardiaques, parce que ces organes résistent moins à la sénilité. C'est bien là un phénomène pathologique.

(1) Bourneville. *Rapport sur les colonies d'aliénés*. Congrès des médecins aliénistes. Session de Blois. 1er août 1892.

(2) *Compendium de médecine pratique*, 1842. Art. Folie, p. 175.

CHAPITRE IV

Anatomie pathologique.

Les facultés psychiques étant détruites dans la démence sénile, nous constaterons des lésions profondes dans l'écorce grise du cerveau.

On divise toute l'épaisseur de l'écorce cérébrale normale en cinq couches qui sont en allant de la substance blanche aux méninges : La première, dite interne, formée de cellules étoilées et fusiformes ; la seconde, caractérisée par des éléments cellulaires petits et très nombreux, de forme peu régulière ; la troisième, remplie de grandes cellules pyramidales et de tubes nerveux très nombreux et très gros, dont les uns sont perpendiculaires, les autres parallèles aux méninges. Les premiers viennent de la couronne rayonnante de Reil, après avoir parcouru les étages précédents, les seconds, intra-corticaux proprement dits, viennent d'une autre partie de l'écorce. La quatrième couche est formée par de petites cellules pyramidales et des fibres très fines disposées en tous sens. La cinquième, dite externe ou granuleuse, sous-jacente aux méninges, contient des cellules très petites et des fibres très fines, dites tangentielles ou parallèles aux méninges. Les fibres de toutes ces couches sont à myéline. Cellules et tubes nerveux sont soutenus par la névroglie que parcourt les artérioles et les capillaires.

Mentionnons encore le sang qui, lui aussi, est un

élément constitutif de la substance cérébrale qu'il est chargé de nourrir.

Que deviennent tous ces éléments dans la démence sénile? Comme notre symptomatologie débute par l'état mental du vieillard dont l'intelligence est normale, nous suivrons le même plan pour l'anatomie pathologique afin de pouvoir comparer le cerveau du vieillard avec celui du dément.

Chez le vieillard dont l'intelligence est normale, l'encéphale participe au processus atrophique de tous les organes. Son poids qui était de 1,341 gr. chez l'homme de 40 ans et de 1,262 chez la femme du même âge, n'est plus que de 1,326 gr. et 1,203 à 60 ans et au-dessus (1). Cette diminution porte principalement sur les régions frontales et pariéto-temporales et plus encore sur l'hémisphère gauche que sur l'hémisphère droit (2). A 80 ou 85 ans, le premier a perdu 101 gr. et le second 106 gr. (3). Les circonvolutions sont amincies, la substance grise corticale décolorée présente parfois cependant une teinte plus foncée. Ses cellules paraissent plus petites et présentent des granulations pigmentaires et graisseuses plus nombreuses (4). La substance blanche prend une teinte jaunâtre (5). Les membranes d'enveloppe sont épaissies par place. Les capillaires sont atteints de dégénérescence graisseuse,

(1) Broca, cité par Demange. *Etude clinique et anatomo-pathologique sur la vieillesse.*

(2) Rey. *Du poids des lobes du cerveau d'après les registres de Broca,* in *Annales médico-psychologiques.*

(3) Rey. *Idem.*

(4) Vulpian, cité par Charcot. *Anatomie et physiologie de la vieillesse. OEuvres complètes,* t. VII.

(5) Demange. *Loc. cit.*

les vaisseaux artério-scléreux présentent l'état athéromateux à divers degrés (1). Signalons encore les dilatations ou varicocités considérées par M. Laborde (2) comme normales chez les vieillards. Les veines sont dilatées et gorgées de sang. Ce dernier lui-même est moins oxygéné et plus chargé d'acide carbonique (3). La quantité d'hémoglobine, le nombre des globules rouges sont diminués. Il est donc moins vivifiant (4).

Nous allons retrouver les mêmes lésions chez le dément sénile ; mais leur proportion plus grande en amènera d'autres et les rendra incompatibles avec le bon fonctionnement du cerveau. Etudions d'abord les lésions macroscopiques, nous verrons ensuite les altérations microscopiques.

1° LÉSIONS MACROSCOPIQUES : La dure-mère est adhérente au crâne, l'arachnoïde opalescente par places, la pie-mère épaissie. Le liquide céphalo-rachidien, en grande quantité dans les ventricules et à la surface des hémisphères, supplée à l'atrophie de l'encéphale : le poids de ce dernier chez le dément sénile, âgé de 68 ans, n'est plus en moyenne que de 1,249 gr. pour l'homme et de 1,154 pour la femme. Cette perte porte spécialement sur le cerveau (5), dont le poids spécifique lui-même est diminué (6). « Les circonvolutions, surtout les frontales, sont amincies, amaigries, sé-

---

(1) Demange. *Loc. cit.*

(2) Laborde. *Bulletin de la Société anatomique*, Paris, 1863, p. 170.

(3) Mathieu et Urbain, cités par Demange, *Loc. cit.*

(4) Demange. *Loc. cit.*

(5) Bra. *Etudes sur le poids de l'encéphale dans les maladies mentales.* Thèse de Paris.

(6) Morselli. *Rivista sperim. di frenatria e di medicina legale.* Analysé in *Annales méd. psych.*

parées des circonvolutions voisines par de larges sillons, par de véritables lacunes, remplies de sérosité, au-dessous desquelles la pie-mère passe comme un pont ; en incisant les circonvolutions, on constate que l'atrophie porte spécialement sur la substance grise dont l'épaisseur a diminué de plus d'un millimètre... Leur surface est dépolie, chagrinée, rugueuse et comme érodée. Elles sont flétries, ratatinées, plus dures et moins élastiques et présentent une couleur jaunâtre, ambrée ». (Marcé) (1).

2° Lésions microscopiques.

a) *Altérations des cellules nerveuses.* — Ce sont la dégérescence athéromateuse et l'atrophie. La première, décrite pour la première fois par Marcé, Luys, Robin et Ordonnez, présente les phases suivantes : Le protoplasma s'imbibe d'une substance réfringente, d'un jaune brillant, localisé ou diffus, donnant lieu à un gonflement de la cellule dont le noyau est encore visible, quoiqu'un peu granuleux. Plus tard, cette matière jaunâtre se sépare en petits blocs granuleux qui gardent d'abord leur couleur, puis deviennent d'un brun foncé, presque noirs, obscurcissant ainsi le noyau cellulaire et se prolongeant jusque dans le filament axile. Puis la plupart des ramifications de la cellule disparaissent et s'atrophient. Après les prolongements ramifiés, le corps de la cellule lui-même se détruit et se réduit à une masse presqu'informe (2).

(1) Marcé. *Loc. cit.*

(2) Ringrose Atkins. *On the morbid changes in the Nerven elements of the Brains etc... The Dublin Journ. of med. Science*, 1877. Analysé dans la *Revue des Sciences médicales*, 1877, page 595.

Cette altération ultime ne se montre que dans quelques éléments, mais ordinairement toutes les cellules sont plus ou moins affectées. Quant à la nature de la matière ocreuse qui imbibe les cellules, c'est de la graisse, produit de la dégénérescence athéromateuse pour les uns (Marcé, Luys, Robin, Ordonnez et Lockart Clarke), du pigment pour les autres (Howden, Batty-Tuke et Atkins).

Dans quelques cas, les cellules, au lieu de se distendre, subissent d'emblée un processus atrophique : elles se ratatinent et reviennent sur elles-mêmes en s'entourant d'un espace clair et vide. Leur noyau semble inaltéré. Ce genre de lésions, décrit par Rutherford et Batty-Tuke (1), nous a paru assez fréquent sur des coupes de la région frontale que M. le Chef des travaux d'anatomie pathologique a bien voulu nous préparer. Les deux sortes d'altérations atteignent surtout les cellules des quatre couches externes des circonvolutions, celles de la cinquième paraissant, d'après Batty-Tuke, normales et hypertrophiées. S'agit-il là, dit Atkins (2), d'une hypertrophie simple du protoplasma ou de son infiltration par une substance étrangère.

Une troisième altération à signaler est l'infiltration calcaire.

Quant aux cellules rondes qu'on rencontre à l'état normal au nombre d'une ou deux autour des grandes

(1) Batty-Tuke. *On the morbid histology of the Brain... The British and foreign medico-chirurgical Review*. Octobre 1873. Analysé dans la *Revue des Sciences médicales*, 1874, p. 679.

Deuxième article analysé dans la *Revue des Sciences médicales*. t. VI, 1875.

(2) Ringrose-Atkins. *Loc. cit.*

cellules pyramidales, elles sont également ou atrophiées ou absentes, ou remplies aussi d'amas jaunâtres (Klippel) (1).

b) *Lésions des tubes nerveux.* — Les tubes nerveux disparaissent plus ou moins complètement et cette destruction atteint surtout les régions antérieures du cerveau (2), bien qu'encore appréciables dans les régions moyennes et postérieures. « Le lobule paracentral échappe souvent à cette disparition. Celle-ci s'effectue irrégulièrement sur toute l'étendue des couches corticales. Quelquefois cependant, alors que toute la hauteur de l'écorce paraît vierge de fibres à myéline, on trouve dans la couche voisine de la substance blanche quelques fibres solitaires. A la période d'atrophie la plus avancée des fibres correspond le plus souvent une déchéance plus ou moins marquée des faisceaux qui viennent de la couronne rayonnante. » (Keraval et Targoula). Ce sont les fibres les plus grosses qui disparaissent les premières et toujours en partie seulement (Klippel) (3).

Sur nos coupes, la couche tangentielle aux méninges paraissait dépourvue de fibres, la troisième et la quatrième en contenaient encore un certain nombre. La cinquième en était abondamment garnie.

---

(1) Klippel. *Caractères histologiques de la paralysie générale. Archives de médecine expérimentale et d'anatomie pathologique*, 1891, p. 661.

(2) Keraval et Targoula. *Contribution à l'histoire anatomique et pathologique des fibres nerveuses à myéline intracorticales du cerveau. Société médico-psychologique.* Séance du 28 juillet 1890.

Zacher. *Ueber Schwund markhaltiger Nervenfasern in der Grosshirnrinde bei der progressiven Paralysie und anderen chronischen Gehirnkrankheiten. Berlin. klin. Woch.*, n° 29, p. 471. Juillet 1885.

(3) Klippel. *Loc. cit.*

L'écorce grise du cervelet est aussi atteinte : ses fibres à myéline sont également atrophiées (1).

c) *Lésions de la névroglie.* — La névroglie subit une hyperplasie secondaire à la disparition des éléments nerveux. Cette hypertrophie qui représente un processus de remplissage est peu accentuée, car la névroglie ne tarde pas à dégénérer elle-même ; ses cellules se remplissent de matière colloïde et forment ce que Virchow appelait les corpuscules amyloïdes et considérait à tort comme normales chez le vieillard (2).

d) *Lésions des vaisseaux.* — L'athérome constaté chez le vieillard est ici plus généralisé. L'endothélium présente des dépôts granulo-graisseux qui font saillie à l'intérieur du vaisseau et le rétrécissent. Ce sont ces dépôts qui par les embolies et les thromboses qu'ils forment sont la source des ramollissements si fréquents dans la démence sénile (3). On trouve de grosses granulations jaunes dans les parois des artérioles de l'écorce, de petits amas granuleux dans celles des capillaires (4). Cette substance jaune est analogue à celle qu'on trouve dans les cellules nerveuses.

Signalons encore la distension des espaces périvasculaires constatées normalement chez le vieillard et qui constituent pour certains auteurs l'état criblé de

---

(1) Meyer. *Ueber Faserschwund in der Kleinhirnrinde. Archiv. für Psychiatrie und Nervenkrankheit.* Band XXI, Heft 1, p. 197.

(2) Batty-Tucke. *Loc. cit.* et Weigert. *Histologie pathologique de la névroglie. Centralblatt f. allg. Pathologie und pathol. Anat.* Novembre 1890. Analysé dans la *Revue des Sciences médicales.*

(3) Marcé. *Loc. cit.*

(4) Klippel. *Loc. cit.*

Durand-Fardel. Ces espaces sont abondamment remplis de granules de pigment (1).

e) *Etat du sang et de la lymphe.* — Le nombre des globules rouges, la quantité d'hémoglobine sont diminués dans de fortes proportions (2). Les globules blancs sont plus nombreux (3) et contribuent par conséquent, avec l'accroissement de densité du plasma, à l'augmentation de densité du sang (4).

La circulation de la lymphe est irrégulière, comme le montre la distension des espaces périvasculaires.

LÉSIONS DE L'ENCÉPHALE COMPLIQUANT CELLES DE LA DÉMENCE SÉNILE. — On peut trouver à l'autopsie des déments séniles :

1° Des ramollissements jaunes, circonscrits et des atrophies circonscrites qui ne sont que des lacunes ou des foyers de ramollissements ;

2° Des foyers d'hémorrhagie, dans le cerveau et parfois dans les méninges (5) ;

3° Des fausses membranes siégeant entre l'arachnoïde et la face interne de la dure-mère et pouvant s'étendre aux deux hémisphères (6).

---

(1) Greenles. *Contributions à l'étude du système circulatoire chez les aliénés. Mental science.* Octobre 1885. Analysé dans les *Annales médico-psychologiques*, 1887.

(2) Rutherford Macphaïl. *Observ. cliniq. sur le sang des aliénés.* Janvier 1885. In *Ann. med. psych.*, 1887.

Seppili. *Riv. sper. di frenatria et di medicina legale*. 1884. In *Annales méd. psych.*, 1887.

(3) Burton. *Le sang chez les aliénés. American journal of insanity.* Analysé dans les *Archives de Neurologie*, 1895.

(4) Johnson Smith. *An inquirity in the blood and urine of the insane. J. of mental science.* Octobre 1890. Analysé dans les *Archives de Neurologie*, 1893.

(5) Wiglesworth. *J. of mental science.* Janvier 1888.

(6) Clouston. *De la signification pathologique des fausses membranes développées sous la dure-mère dans l'aliénation mentale. Mental science*, 1877.

Lésions de la moelle et des nerfs. — C'est l'atrophie scléreuse de la moelle (1). dont les cordons et les régions peuvent être atteints chacun en particulier (2). C'est la dégénérescence insidieuse des nerfs.

Un Allemand, Hermann Oppenheim (3), rattache à la forme sénile de la polynévrite l'affaiblissement musculaire progressif des vieillards.

Telles sont les altérations constatées dans le système nerveux du dément sénile.

Quels sont leurs symptômes? Nous consacrerons le chapitre suivant à l'étude de ces derniers.

---

(1) Klippel. *Loc. cit.*

(2) Petrazzani et Vassale. *Le lesioni del midollo spinale nella demenza. Riv. sper. di frenatri a* XVII.

(3) Oppenheim Hermann. *Ueber die senile Form der multiplen Neuritis. Berlin. klin. med. Woch.*, n° 25. Juin 1893.

CHAPITRE V

Symptômes de la démence sénile

Nous les diviserons en deux périodes, mais avant de les décrire, nous croyons utile de montrer l'état normal du vieillard.

Chez le vieillard, « la peau est sèche et ridée, les cheveux rares et grisonnants, la bouche privée de dents, le corps voûté et ramassé sur lui-même. Tous ces changements correspondent à une atrophie générale de l'individu (1) ». L'état mental subit aussi cette décadence physiologique. La vue et l'ouïe s'affaiblissent et rendent la perception plus lente. La mémoire, celle des noms propres et des faits récents surtout diminue, celle des faits anciens reste vivace. Le vieillard est conservateur. Indifférent pour les autres, il n'a d'amitié que pour les siens. Le souvenir toujours vif d'un passé qui l'a vu jeune et qu'il regrette, amène chez lui le mépris d'un présent qui le montre si faible. L'imagination décline, mais le jugement, basé sur les notions acquises depuis la jeunesse, gagne souvent une grande sûreté.

DÉMENCE SÉNILE. — PREMIÈRE PÉRIODE

Nous étudierons d'abord l'état psychique, pour passer ensuite à l'état somatique.

Etat psychique. — L'affaiblissement des facultés intellectuelles et affectives du vieillard s'accentue

(1) Charcot, *Anatomie et physiologie de la vieillesse. Œuvres complètes*, tome VII.

dans la démence sénile. Cette dernière débute parfois d'une façon brusque par une excitation générale, qu'Esquirol a signalée pour la première fois. « Cette excitation, dit-il (1), persiste plus ou moins longtemps et se révèle par l'exaltation tantôt d'une fonction, tantôt d'une autre. Cette fonction s'exerce avec une énergie nouvelle et insolite qui trompe le vieillard et en impose à ceux qui l'entourent. Il devient d'une grande susceptibilité, s'irrite pour la moindre chose, il est très actif, veut tout entreprendre et tout faire. D'autres éprouvent des désirs vénériens qui étaient éteints depuis longtemps et qui les poussent à des démarches et à des actions contraires à leurs habitudes de continence. Quelques autres, très sobres, ont un appétit désordonné pour les aliments épicés et de haut goût, pour le vin, pour les liqueurs. » A cette surexcitation ne tarde pas à succéder la démence.

Cette surexcitation générale peut être remplacée par du délire hypocondriaque, observé par Marcé (2) qui l'appelait folie mélancolique, et que nous étudierons à propos du délire. Mais le plus souvent la démence sénile débute insidieusement par l'affaiblissement progressif de la mémoire. Les noms, surtout les noms propres, les souvenirs récents, les moins adhérents comme dit Kussmaul (3), sont les premiers détruits.

Tel de nos malades (Obs. p. 67) oublie l'endroit où il a placé sa tabatière ou ses bas et accuse son voisin de les lui avoir pris. Tel autre (Obs. p. 44) se plaint

(1) Esquirol, *Maladies mentales*, 1838, art. Démence.

(2) Marcé, *loc. cit.*

(3) Kusmaul, cité par Ball et Chambard, *Dictionnaire des sciences médicales*, Art. Démence.

souvent à nous qu'on ne lui donne pas de café, alors qu'il vient de le boire un quart d'heure auparavant.

Un malade de Filman parlait chaque jour à son médecin, qui le visitait quotidiennement depuis 14 ans, comme s'il l'eût vu pour la première fois (3).

Un vieux gentilhomme, raconte M. Ball, saluait très poliment à chaque visite qu'il faisait toutes les personnes présentes, puis après quelques instants, il recommençait ses salutations comme s'il venait d'arriver et ce manège se reproduisait plusieurs fois.

Le dément est rabâcheur, parce qu'il a oublié que les mots qu'il prononce, il les a dits quelques instants auparavant, et les répète croyant les débiter pour la première fois. L'amnésie à ce degré se rencontre chez le vieillard d'intelligence normale.

Chez le dément elle est progressive, comme dit M. Ribot (4), des faits récents, des idées abstraites, elle s'étend aux faits de l'année précédente, puis gagne peu à peu, deux, trois, quatre années et ainsi de suite, emportant dans l'oubli toutes les notions acquises dans le cours de la vie et ne laissant intacts que les souvenirs trop enracinés pour être si vite détruits.

La faculté arithmétique diminue, car elle a trait à des idées abstraites.

Le dément n'a plus notion ni du temps, ni de l'espace parce que les faits importants de sa vie, qui devraient lui servir de points de repère, sont tombés dans l'oubli. Il est incapable de dire le temps écoulé

(1) Exemple cité par Ball et Chambard, *Dictionnaire des sciences médicales*. Art. Démence.

(2) Ribot, *Maladies de la mémoire*.

depuis son entrée à l'hospice, par exemple, et s'il l'évalue, c'est pour donner un chiffre dérisoire ou fantastique. Il ignore le nom de l'endroit qui l'abrite, ne trouve plus le chemin qui mène à son domicile, et entre dans une maison étrangère qu'il prend pour la sienne. Il se perd dans sa propre demeure, s'empare des effets d'autrui qu'il croit sa propriété, et oubliant l'endroit où il a mis les siens, il accuse son entourage de les lui avoir volés ; il ne sait même plus son âge ; j'ai 80 ans, nous disait une pauvre vieille de 82 ans (Obs. p. 67) qui ne reconnaissait personne, pas même le médecin qu'elle voyait tous les jours.

Nous avons remarqué que les premières manifestations de cette défaillance de la mémoire s'observent de préférence la nuit, car, dans l'obscurité, le sens de la vue n'étant plus impressionné par les objets extérieurs, dont le souvenir est effacé chez le vieillard, ce dernier ne peut plus se repérer. C'est ainsi que, sorti le jour de son domicile, il est ramené le soir par la police, quand elle peut avoir son adresse, et que, se levant pour un besoin quelconque pendant la nuit, il s'en va coucher dans le lit d'un voisin qu'il blâme d'avoir profité de son absence momentanée pour occuper le sien.

Cette déchéance intellectuelle se trouve bien résumée dans la loi de la régression (1) qu'a démontrée M. Ribot : « Le nouveau périt avant l'ancien, le complexe avant le simple. »

Les déments peuvent encore reproduire des actes devenus inconscients par leur répétition incessante

(1) Ribot, *loc. cit.*

durant de longues années. « On les voit aller, venir, se lever, se coucher, soigner leur toilette, prendre leur repas d'une manière régulière (1). » Ils joueront aux dames, aux cartes, aux dominos, au billard ou feront de la musique comme une personne raisonnable. Ce sont là des faits d'automatisme cérébral, de mémoire inconsciente, comme l'a bien vu Calmeil (2), et non d'excitation intellectuelle comme le pensaient Georget (3) et Broussais (4). Nous n'avons pas d'exemples de malades pouvant se livrer convenablement au jeu. Ceux que nous avons examinés feraient certainement de bien tristes partenaires ; ils ont trop peu de mémoire. Aussi pouvons-nous croire qu'il s'agit là de déments au début de leur maladie.

Nous avons noté que les faits, qui, même uniques dans l'existence du futur dément, ont vivement impressionné son cerveau, subsistent mieux que tout autre. Une cuisinière ne se rappelait que de deux choses : de la contredanse qu'elle fit avec le duc de Nemours ou d'Orléans, alors en garnison dans une ville de l'Est, et de la mort de son mari, tué par accident.

Certains actes assez complexes sont parfois effectués par le dément. La cause première de leur accomplissement échappent à un examen superficiel ; à un examen approfondi, on peut en trouver la cause dans une suggestion faite par la vue de certains

(1) Ach. Foville fils, *Nouveau dictionnaire de médecine et de chirurgie pratiques*. Art. Démence.

(2) Calmeil, cité par Rouillard, *loc. cit.*

(3) Georget, *loc. cit.*

(4) Broussais, *loc. cit.*

objets ou seulement même par une attitude particulière du dément, qui viennent réveiller des souvenirs anciens et les faire penser, agir conformément à ces idées anciennes revenues pour un instant en pleine lumière. Tel est l'exemple de cet ex-suisse de la cathédrale (Obs. p. 45), qui parcourait majestueusement les salles de Saint-Julien, en frappant tous les cinq ou six pas le plancher avec sa canne, et se retournant de temps en temps pour voir le quêteur qu'il supposait derrière lui.

Nous reviendrons d'ailleurs en détail sur ces faits intéressants, dont la pathogénie était mal connue et qu'on confondait avec le délire. Ce ne sont que la conséquence de l'amnésie encore incomplète du dément, comme l'a démontré M. P. Parisot dans ses leçons cliniques.

Cependant les facultés affectives et morales suivent la même régression que la mémoire. Rien n'excite la pitié ou la sympathie du dément ; son entourage et sa famille lui deviennent étrangers. Nous demandions à une malade (Obs. p. 67) des nouvelles de ses enfants : Je ne m'en occupe pas, je ne sais pas où ils sont, nous répondit-elle, tandis que ses yeux brillaient de convoitise à la vue d'une montre.

Les sentiments altruistes ou sociaux (1) ont donc disparu. Les sentiments individuels, qui sont les premiers acquis, résistent encore : Méfiant, égoïste, le malade n'a souci que des objets d'un usage journalier et souvent de valeur minime ; les autres, d'un grand

(1) Szysgal, *Etude sur la loi de la régression dans la démence*. Thèse Paris, 1891.

prix, sont oubliés. De là la facilité du vol à son détriment. L'approche du dîner le fait rire bêtement. Il se met en colère pour des niaiseries qui troublent sa tranquillité. « Laissez-les, je ne veux pas entrer dans des histoires », nous répliquait-il (Obs. p. 67), quand nous lui parlions de choses indifférentes concernant ses voisins.

Les sens s'affaiblissent. L'acuité et le champ visuels diminuent (1), l'ouïe est plus dure, le toucher moins net (2). Cet état des sens rend la perception difficile et contribue naturellement à l'isolement dans lequel se confine le malade.

L'attention, la réflexion et l'imagination, qui exigent de la mémoire, s'éteignent avec elle. Interrogez un dément, il répond à peine. Insistez énergiquement et vous l'entendrez parler lentement, comme à regret, d'une voix monotone et fatigante.

Sa conversation toujours décousue à cause du défaut d'attention, de réflexion et de mémoire, ne s'anime un peu qu'aux souvenirs de jeunesse. Pour soutenir l'entretien, vous serez obligé d'interroger le vieillard d'une façon continue, de le remonter à chaque instant, comme on remonte les pendules-jouets d'enfants et bientôt, malgré vos efforts, la lassitude paralysant ce qui reste de ses facultés mentales, il deviendra muet ou vous arrêtera par des mots de ce genre : « Ça me fatigue, ou bien mon cerveau se vide. » Cet abatte-

(1) Thomsen. *Ueber das Vorkommen und die Bedeutung der gemichten sensiblen Anæsthesie bei Geisteskranken. Archiv. für Psychiatrie und Nervenkrankheit.* Band XVII, Heft 2, p. 452.

(2) Tramboni et Algeri, *Il tempo del processo psichico nel ectesiometria tattile negli alienati.* — *Rivista sper. di fren.*, Fascicule IV, 1886. Analysé dans les *Annales médico-psychologiques.*

ment est encore plus rapide à jeun, alors que la pression artérielle est moindre, que la nutrition du cerveau est ralentie.

L'écriture, toujours tremblée, montre, comme la conversation, le degré de la décadence intellectuelle. En voici un spécimen.

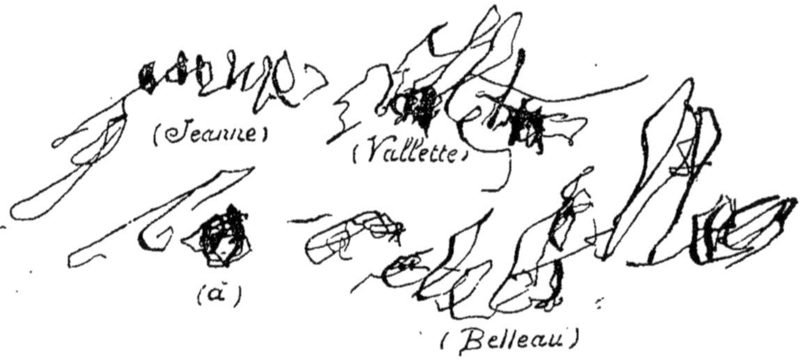

Le jugement, affaibli par l'oubli des appréciations passées, donne naissance à des propos souvent bien divertissants par leur imprévu : Faites estimer votre âge par des vieillards en démence assez avancée, les uns vous donneront dix ans, les autres soixante, le même vous donnera peut-être les deux à cinq minutes d'intervalle.

La volonté défaillante est détruite à son tour. Les désirs du dément ne durent qu'un instant, le temps de les manifester ; il oublie trop vite qu'il a voulu et ce qu'il a voulu, il obéit à la moindre injonction. Les dons les plus ridicules suffisent pour se faire bienvenir de lui et capter sa confiance.

Ainsi le vieillard, après avoir revécu sa vie, se trouve ramené à son point de départ : il est en enfance.

État somatique et fonctions organiques. — Pendant que toutes les facultés intellectuelles s'ensevelissent dans « une ruine d'oubli (1) », l'habitus du malade paraît encore florissant et fait contraste avec son état mental. Le corps présente souvent de l'embonpoint, les traits du visage portent parfois un cachet trompeur de vieillesse sereine.

La cornée est atteinte d'un cercle sénile plus ou moins complet. Un léger tremblement, dû à la faiblesse musculaire, accompagne chaque mouvement des membres. Les artères temporales et radiales sont dures et sinueuses. Le pouls, parfois irrégulier, est aussi fréquent que chez l'adulte. La température axillaire oscille comme celle des vieillards, entre 36 et 37°.

La sensibilité cutanée est émoussée en certains endroits. Le réflexe du genou est ou disparu ou exagéré d'un ou des deux côtés à la fois.

Le dément va et vient lentement, d'un mouvement machinal, le dos courbé, comme plongé dans des méditations sérieuses alors qu'il ne songe à rien, et quand, fatigué ou trop impotent pour marcher, il est contraint de se reposer, c'est pour rester deux ou trois heures assis dans le même coin, sur le même siège, les bras croisés, la tête penchée, sans parler, sans bouger, somnolent ou animé de quelques mouvements automatiques, vestiges d'anciennes habitudes. Seuls, le froid, cette sensation si désagréable aux vieillards, les besoins naturels si le dément n'est pas encore gâteux, le bruit de la vaisselle ou de la cloche annonçant le repas qui va satisfaire son appétit bien conservé et poussé souvent jusqu'à la voracité, le tirent de son apathie et l'incitent à se déplacer.

(1) Maudsley, cité par Ball, *loc. cit.*

Il est enclin à s'endormir après le repas et reprend au réveil l'attitude précédente. Le sommeil de la nuit, ordinairement court chez le vieillard (1), est ici long, profond et régulier.

Il a quelquefois des vertiges, des étourdissements de courte durée qui ne s'accompagnent pas de perte de connaissance et qui peuvent se répéter assez souvent pendant plusieurs années sans être l'occasion de changements bien notables dans l'état du malade (2).

Les facultés psychiques une fois détruites, les forces physiques vont diminuer à leur tour. La démence est arrivée à sa deuxième période.

DEUXIÈME PÉRIODE. — GATISME

C'est le stade d'incohérence où le malade ne sentant rien et ne comprenant rien émet au hasard des lambeaux de phrases qu'éveille chez lui toute consonance qui frappe son oreille. Il confond les quelques idées qui lui restent d'un passé oublié avec les perceptions actuelles.

Quant aux forces physiques, leur déchéance fait de grands progrès, comme si, soumises jusqu'alors aux incitations cérébrales, elles n'avaient plus raison d'être après la disparition de ces dernières. Incapable de se mouvoir, le dément est condamné au décubitus dorsal. Les évacuations involontaires deviennent permanentes. L'appétit se perd, les masses musculaires s'atrophient. Le malade est gâteux, et n'ayant plus de sentiments individuels, ne se nourrit plus, ne se pré-

(1) Bride. *Essai sur le sommeil et l'insomnie des vieillards*, thèse de Lyon, 1888.

(2) Millet. *Des vertiges chez les aliénés*. In *Annales médico-psychol.*, 1884,

serve plus du froid. Il meurt dans la décrépitude, succombant à une diarrhée chronique ou à la suppuration prolongée des eschares, ou enlevé soit par une hémorrhagie ou un ramollissement cérébral, soit par une pneumonie insidieuse.

Nous donnons ici une courte observation de démence sénile, mais on en trouvera une autre page 67, qui peut servir de type.

Mme D. (1), ex-cuisinière, née à Laneuveville-aux-Bayons, ne sait plus son âge, elle a 80 ou 95 ans, ne se rappelle plus l'année de son mariage ; elle a oublié les noms de ses enfants, mais sait encore que son mari a été tué par accident et qu'elle a dansé avec le duc de Nemours ou d'Orléans.

Elle ne peut plus écrire, le tremblement de ses mains l'en empêche.

Examen somatique. — Pas d'inégalité des pupilles qui réagissent bien à la lumière et à l'accommodation. Sensibilité conservée. Les réflexes du genou ont disparu. — Les forces musculaires sont diminuées.

Cœur. Artères dures et sinueuses. — P. 84, irrégulier, égal.

Respiration emphysémateuse.

Digestion normale.

Appareil urinaire : ni sucre, ni albumine dans les urines.

Du délire dans la démence sénile

A l'état primitif de démence vient souvent se surajouter des conceptions délirantes qui peuvent apparaître soit au début, comme nous l'avons vu, soit pendant le cours de la maladie. Mais entre la démence simple, c'est-à-dire sans délire, et la démence délirante, on trouve des états intermédiaires constituant une sorte de gradation. Ce sont ces états que nous

(1) Elle n'a pu nous donner ses antécédents héréditaires et personnels.

avions déjà signalés plus haut et dans les détails desquels nous allons revenir. Voici une première observation à ce sujet.

B... S..., 77 ans, charretier, examiné le 16 juin 1889 à la clinique par M. Parisot, à l'hospice Saint-Julien, est déclaré atteint de démence sénile. Il a toujours été brutal et de médiocre intelligence ; à l'infirmerie B... est irritable, répond souvent de très mauvaise grâce, commet de temps en temps des actes extravagants, retourne toute sa literie, et, s'enveloppant de son drap, se promène dans la salle. Il met constamment son vase de nuit sur la table et y jette souvent ses aliments. Il se gâte parfois, et quand ou lui reproche sa malpropreté, il répond que c'est faux.

En mars 1890, pendant la visite, voyant du monde autour du lit de son voisin que M. P. Parisot examinait, il se lève, s'approche et dit : « Ça va démarrer », puis se recouche. M. Parisot, frappé de ce fait, le fait relever et, sans lui adresser la parole, le met contre le lit dans la position du charretier qui veut soulever une voiture embourbée. Aussitôt le dément s'excite, et enlève ses chevaux en criant : « hue, dia... ça va démarrer... ça y est », pendant qu'il pousse le lit au milieu de la salle.

Cette scène fut répétée depuis maintes et maintes fois devant les élèves. C'est elle qui avec la suivante attira l'attention de M. Parisot sur l'influence de la suggestion spontanée et provoquée dans la démence sénile, comme cause d'actes qui paraissent anormaux.

2e Obs. — K... A..., né le 14 décembre 1814, a été successivement lancier, puis suisse de cathédrale, il est entré le 6 février 1890 à Saint-Julien. Au dire de ses contemporains, il a toujours été raisonnable et paisible, bien que d'une intelligence modeste. Le bedeau malicieux disait de lui : il est grand de corps et petit d'esprit. A son entrée, en mars 1890, à l'infirmerie, M. Parisot le déclare atteint de démence sénile. Sa mémoire est telle, à ce moment, qu'un quart d'heure après la visite, il ne se souvient plus d'avoir vu le médecin. Quand on le fatigue intellectuellement en le faisant causer ou compter, sa diminution de mémoire s'accentue, il se plaint alors qu'il a le cerveau vide. K... est suggestible spontanément : certains jours, quand il a un balai à la main, pour approprier la chambre, il se promène d'une façon solennelle dans la salle, et quand on lui demande ce qu'il fait : Je conduis la mariée, répond-il. Au cours d'une de ces cérémonies, en accompagnant la mariée jusqu'au seuil de l'église et croyant passer par la porte, il enjambe une croisée qui se trouve au niveau du plancher et se précipite dans le vide.

Un autre jour, on le voit jouer le rôle du suisse précédant le quêteur, le fait est raconté plus haut. C'est pendant la marche et subitement qu'il prend cette position.

Un soir, nous racontent les sœurs de Saint-Julien, il se perd dans l'hospice, entre par mégarde dans la boulangerie, y voit le pétrin et le transforme en autel.

M. Parisot le voyant un matin, pendant la visite, debout au milieu de la salle sans causer à personne, s'approche vivement de lui et lui dit à brûle-pourpoint : Vous êtes suisse de la Cathédrale, pourriez-vous me dire par où je pourrais sortir? Suivez les bas-côtés, répond K. à voix basse, en montrant la porte de l'infirmerie.

Un autre jour, alors que le dément se trouve debout au pied de son lit, vers la fin de la visite, peu de temps avant le déjeûner, dans l'attitude du soldat lors d'une inspection de chambrée, M. Parisot lui demande subitement ce qu'il attend : On va sonner la soupe, répond-il. — Aurez-vous bientôt fini votre service militaire? — Ça se tire, je suis de la classe, réplique le dément. — Mais quel âge avez-vous donc? — Je suis de 1814, répond-il, soit par oubli de son âge, soit pour éviter de se mettre en contradiction avec les conditions du service militaire. — Quels sont ces hommes couchés dans ces lits? — Ce sont les camarades. — Comment se fait-il qu'ils soient couchés? — Nous sommes à l'infirmerie du régiment.

Les déments K... et B... étaient facilement suggestibles, surtout à jeûn. Les suggestions, autres que celles qui concernaient leurs métiers ou des actes habituellement accomplis antérieurement, étaient impossibles.

L'exemple suivant montre jusqu'à quel point le dément sénile est suggestible. — Mme C..., âgée de 82 ans, dont nous aurons souvent l'occasion de parler, s'endort à quatre heures de l'après-midi, — à six heures, le même jour, alors que la nuit est venue et au moment où, avec notre ami Chavet, externe des hopitaux, nous la réveillons pour prendre sa température, on lui apporte son dîner : « Il est déjà si matin, dit-elle, je ne veux pas de café, laissez-moi dormir. » Chaque matin la malade prenait du café au lait. Voyant son erreur, nous insistons en lui présentant sa soupe et pendant qu'elle la boit, nous approchons la lumière pour qu'elle puisse voir l'aliment qu'elle prend. Nous lui demandons alors : Est-il bon votre café? — « Oui, répond-elle, il pourrait être un peu plus sucré. » — La soupe était salée et blanche comme toute soupe au lait.

K..., B... et Mme C..., ont pensé et agi en délirant — ce délire est la conséquence logique de leur maladie. Leur attitude particulière, la vue de certains objets, en réveillant chez eux des souvenirs anciens, les font penser et agir conformément à ces idées anciennes. L'amnésie des faits récents ou rapprochés, qui constitue le fond même de la démence à son début, est la cause de cette suggestion spontanée ou provoquée.

Notre maitre, M. Bernheim, dit dans son livre sur l'hypnotisme que « toute cellule cérébrale actionnée par une idée actionne les fibres nerveuses qui doivent réaliser cette idée » (1), que cette transformation de l'idée en acte est d'autant plus facile, quand on a pour ainsi dire paralysé les facultés supérieures, que plus l'activité de ces facultés est diminuée chez un sujet, plus ce dernier est suggestible.

Chez le dément sénile, l'attention, la perception, la volonté et la mémoire sont très diminuées. Il est, par sa maladie même, dans un état psychique favorable à la suggestion, dit M. Parisot ; ne se souvenant que des faits anciens et souvent répétés, incapable d'ac-

(1) Bernheim. *Hypnotisme, Suggestion, Psychothérapie,* pages 31 et suivantes. Paris, 1891.

quérir de nouvelles notions, il est enclin à reproduire les premiers. Comme dans le délire où le pouvoir délirant d'un aliéné est en raison directe de ses moyens intellectuels (Legrain (1), la reproduction est fidèle tant que la mémoire des faits anciens n'a pas disparu, elle existe encore, mais imparfaite, dans la période du gâtisme puisqu'à ce moment, toute consonance qui frappe l'oreille du dément, réveille chez lui, par le mécanisme que nous verrons plus loin, des idées vestiges d'un passé oublié, pour donner alors le tableau de l'incohérence.

Il n'est pas toujours facile de distinguer les actes logiques du dément. En voici un exemple : Un jour, l'ex-lancier K..., pressé par un besoin naturel, se dirige vers les cabinets, rencontre en chemin un vêtement noir qui séchait, s'approche de lui, se déculotte et commence à uriner. K... s'imaginait être au cabinet, dominé qu'il était par le besoin pressant d'uriner et par la vue d'une masse sombre qui lui rappelait le mur de l'urinoir. Qu'un fait de ce genre se passe en ville, il amènera l'arrestation du malade.

L..., ex sous-officier de marine, né le 18 mars 1819, entre à Saint-Julien comme pensionnaire, le 14 avril 1890. Il est examiné par M. Parisot qui diagnostique démence sénile. L... couchait dans un grand dortoir de l'infirmerie et n'avait jamais présenté d'agitation. A l'occasion d'une transformation de service, il est placé dans une petite chambre. Le lendemain, on annonce à M. Parisot qu'il a commis un acte de folie : il s'était levé pendant la nuit, avait

(1) Legrain. *Société médico-psychologique*, 1890.

ouvert les fenêtres et invectivé les personnes qui circulaient dans la rue, leur criant v..., p... et jetant par la croisée flacons et chaises, enfin tout ce qui lui tombait sous la main. Interrogé par M. Parisot, le malade, bien calme, nie tous les faits que le surveillant lui reproche et prétend n'avoir commis aucun acte de violence. Les faits étaient cependant réels, le désordre de la chambre le prouvait, mais L... avait perdu la mémoire de ce qui s'était passé durant la nuit ; restait à expliquer l'apparition de ce délire chez un homme resté calme jusqu'à ce jour. Les renseignements, que M. Parisot put recueillir alors, lui permirent de constater que ce sous-officier avait habité Metz dans sa jeunesse et qu'il avait eu là des difficultés avec une maîtresse. La scène de Saint-Julien n'était que la reproduction de cette scène qui avait dû fortement impressionner son esprit et que lui avait suggérée son transport du grand dortoir dans une petite chambre. Depuis ce jour, remis dans la salle commune, il n'a plus présenté de symptômes d'excitation.

Ces actes de dément peuvent donc amener des conséquences très graves ; ils sont peut-être nombreux et méritaient d'être signalés, non pas seulement pour leur importance, mais pour l'interprétation qui en a été donnée pour la première fois par M. Parisot dans ses leçons cliniques.

Nous passons maintenant aux variétés de délire connues, aux psychoses proprement dites, qui viennent se greffer sur la démence.

Ces conceptions délirantes se rattachent à toutes les formes de délire connues. *Manie*, *mélancolie*, *hypochondrie*, *délire des persécutions*, *etc.*, mais ces formes, comme le font remarquer MM. Ball et Chambard, se montrent rarement à l'état de pureté ; « elles coexistent et se succèdent presque toujours, et jamais le délire des vieux déments ne possède cette pureté de forme, cette liaison et cette cohérence que l'on observe chez les vésaniques ; pas plus que les paralytiques généraux, les déments aliénés ne sont logiciens » (1).

Nous avons pu parfois prévoir le délire quelques jours à l'avance ; nous connaissions le caractère, le degré d'intelligence, l'habitus ordinaire du dément, en un mot, nous l'avions observé pendant quelque temps ; alors le moindre changement nous mettait sur la trace de la crise qui allait éclater. En voici un exemple :

Le 11 novembre 1895, la démente C... sort de son mutisme ordinaire pour nous demander quels sont les résultats d'une discussion dégénérée en bataille qui, d'après des racontages, serait arrivé sur la route de Villers (village qu'elle a longtemps habité) ; on aurait trouvé des taches de sang en cet endroit. Le 12, elle nous confirme l'accident, malgré nos négations. De même le 13, ce jour-là elle paraît agacée. Le 14, le ton de ses réponses marque une impatience malhonnête, alors qu'elle a toujours été d'une politesse extrême, car elle a de l'éducation. Son visage exprime la colère. Je suis énervée, réplique-t-elle elle-même. Dans la nuit du 14 au 15 paraît enfin l'accès.

Dans d'autres cas, nous avons vu la période prodromique du délire constituée au contraire par un calme

(1) Ball et Chambard. *Dictionnaire des Sciences médicales*, Art. Démence.

(2) Rouillard. *Loc. cit.*

plus prononcé. Le dément cesse de se promener, évite toute conversation pour se concentrer en lui-même ; l'orage se prépare.

Nous ne pouvons mieux peindre le délire maniaque, indescriptible en lui-même, qu'en continuant l'observation de la démente C...

Cette dernière ne dort pas de toute la nuit, son visage est rouge, ses yeux sont brillants, animés ; elle bredouille continuellement et se lève deux fois pour aller, dit-elle, conduire la voiture (sur laquelle, dans sa jeunesse, elle venait, en qualité de laitière, distribuer du lait à Nancy). Tout à coup, elle crie que le corps du fourneau va tomber, qu'un bol vient de rouler par terre. On la recouche : elle est alors au marché pour acheter des provisions.

Le 16 au matin, sa température est de 36°4, mais son pouls est monté à 96°. Elle se lève et, pendant qu'elle s'habille, on entend crier au feu, en même temps que les malades de la salle, toutes en émoi, la voient se diriger vers l'escalier qu'elle croit embrasé. La nuit même, un violent incendie avait éclaté en ville ; ses clartés, qui illuminaient les fenêtres de Saint-Julien, avaient sans doute vivement impressionné la démente. Le soir, sa température est de 36°5 et son pouls à 118, elle croit encore au feu et ne sait si on l'a éteint. Elle a des illusions, les ombres au plafond lui paraissent être de grands hommes ; ses hallucinations continuent : elle voit un chien à côté de son lit et l'entend aboyer. Elle regarde des chapeaux de dame près du fourneau. « On va, dit-elle, faire des jardins tout le long de la Pépinière. Pourquoi ne me donne-t-on pas ma soupe ? Je ne vous connais pas, parce que je ne connais personne en ville ; je ne me mêle pas des affaires de guerre. »

« Voilà le cheval, donnez-lui de l'avoine » et la démente se lève pour aller à la charrue : « Oh ! Le poulain innocent. Je suis malheureuse. Mettez mon bol sur la charrette. Changez de charrette. Quelqu'un est couché dans mon lit. Vous grelottez, je crois. J'ai peur ; attendez, des hommes vont entrer ».

Cette agitation continuelle, pendant laquelle la malade se gâte, débute toujours la nuit, dure deux, trois ou plusieurs jours, et laisse après elle la démente affaiblie avec parfois une bronchite subaiguë amenée par ses promenades nocturnes dans une salle froide la nuit. C... avait du délire tous les mois, mais depuis quelque temps l'intervalle entre chaque accès diminue ; elle en a tous les quinze jours. Nous craignons que ces crises, en devenant subintrantes, n'entraînent la mort ; cependant nous avons vu des malades, très affaiblis par des crises répétées à de courts intervalles, revenir à eux en même temps que les périodes d'agitation s'éloignaient les unes des autres.

L'observation suivante prise le 20 novembre 1895 est celle d'une démente sénile dont le délire prend toujours une forme hypochondriaque avec idées de persécution.

Veuve M..., 69 ans, brodeuse, née à Vergaville, est à Saint-Julien depuis six ans, où elle s'occupait de travaux manuels. Nous ne pouvons tenir compte des antécédents plus ou moins fantaisistes qu'elle nous a donnés : Son père et sa mère seraient morts très vieux. De ses cinq enfants, dont elle ne se rappelle plus les noms, quatre sont morts en bas-âge, le cinquième, ajoute-elle, est décédé à 12 ou 14 ans ; ces renseignements sont inexacts, l'un de ses enfants vit encore. Elle aurait eu trois fausses couches et une fièvre typhoïde, mais elle ne sait à quel âge. Elle n'a jamais eu d'attaque. Nous n'avons trouvé ni symptôme de syphilis, ni signe d'éthylisme.

Etat actuel.—a) *Fonctions psychiques.*— Sa mémoire est bien diminuée depuis deux ans, c'est-à-dire depuis qu'elle a éprouvé des chagrins, causés par la conduite de son fils ; ce fils avait été condamné et emprisonné pour vols. Depuis un an, nous dit l'infirmière, M... rabâche beaucoup, ne retrouve plus son lit, s'égare dans l'hospice, perd tous ses objets et oublie ce qu'on vient de lui dire, si bien qu'on a été obligé de lui refuser tout travail.

A ses premiers chagrins est venue s'ajouter la douleur causée par la mort de son mari, infirmier à Saint-Julien, en août 1895.

Elle sait encore compter et lire, mais écrit difficilement.

Son jugement est affaibli. De même l'attention et la réflexion. Le caractère a toujours été triste, le visage empreint de mélancolie. M... pleurniche facilement.

L'ouïe est bonne, mais la vue diminuée.

b) *Etat somatique.* — Pas de déviation de la face, ni d'inégalité des pupilles qui réagissent bien à la lumière et à l'accommodation. La langue et les lèvres tremblent légèrement, la parole est cependant nette et facile. La sensibilité de la face est normale.

Aux membres supérieurs le dynamomètre marque 16 à droite et 18 à gauche, la démente était gauchère. La sensibilité générale est conservée. Les mouvements sont normaux.

Aux membres inférieurs la force musculaire et la sensibilité sont conservées. Le réflexe rotulien est exagéré à droite. Pas de phénomène du pied. Œdème bimalléolaire des deux côtés.

Appareil circulatoire : Au cœur, rien d'anormal. Les artères sont dures et sinueuses. Le pouls est à 90, régulier, égal.

Appareil respiratoire : Respiration emphysémateuse.

Appareil digestif : Appétit légèrement diminué. Digestion normale.

Appareil génito-urinaire : Ni sucre, ni albumine dans les urines.

Depuis la condamnation de son fils, M... présente du délire. Le premier accès, datant de deux ans, précède donc la démence et lui sert de prodrome. Durant cette crise, la démente refusait tout aliment, ne parlait pas, restait inerte dans son lit et tout à coup se levait pour courir toute nue dans le dortoir. La deuxième crise eut lieu un an après et présenta les mêmes symptômes. La troisième, un mois après la mort du mari, dura trois semaines, pendant lesquelles la malade mangea peu, dormit à peine, parlant sans cesser, et se levant pour aller voir son mari.

Vers le 18 décembre 1895 éclate la quatrième crise, qui exige le transport de M... dans la chambre d'isolement. Cet accès eut une durée de cinq jours et reprit deux jours après avec une violence extrême. Debout nuit et jour, la malade mettait son lit sens dessus dessous, déchirait les vêtements de sa voisine, renversait vases, chaises et tables de nuit. On veut la livrer à la police, gémissait-elle, et elle nous suppliait d'arrêter les dénonciateurs, car on allait l'emprisonner. Cet accès dura jusqu'à ce que la malade épuisée par l'insomnie, qu'aucun médicament ne parvenait à vaincre, restât inerte dans son lit avec une température de 37°, et un pouls à 120° sans qu'on pût découvrir aucun symptôme de maladie aiguë.

Le délire mélancolique est très commun, soit isolé, soit allié aux idées de persécution. Sa prédominance vient de ce que les vieillards sont habituellement tristes ; ils se rendent compte de leur déchéance intellectuelle et physique qui les rend incapables et savent qu'ils approchent à grands pas du terme de leur existence. Le dément sénile atteint d'idées de persécution ne choisit jamais telle ou telle personne comme persécuteur. On le vole, on veut l'empoisonner, on veut le livrer à la police ; il peut sous l'influence de ces idées préparer un suicide, que sa faiblesse empêche d'accomplir.

Les idées de persécution se distinguent étiologiquement de celles que peuvent présenter les déments simples ; les premières exigent une prédisposition acquise ou héréditaire, les secondes sont la conséquence de l'amnésie : quand le dément se plaint qu'on lui a volé un objet, c'est qu'il a oublié le plus souvent l'endroit où il l'a placé ; la méfiance qui est naturelle au vieillard lui fait croire alors qu'il est victime d'un larcin, mais il revient sur ses idées quant il retrouve l'objet.

Outre les idées de persécution, on peut trouver du délire religieux et des idées de grandeur, mais ils subissent, comme les idées de persécution, l'influence du fond démentiel sur lequel ils s'implantent, et sont en rapport direct avec l'affaiblissement progressif des facultés mentales. Ce fait s'observe d'ailleurs pour tous les délires (1).

Le délire religieux est incohérent, dissocié et puéril ; « il est la conséquence d'une manière d'être antérieure dont la démence est la suite obligée (2) ». Son pronostic est très grave (Rouillard). Nous trouvons dans la thèse de M. Dupain (3) sur le délire religieux l'exemple d'une démente sénile à qui Dieu parle et donne des conseils. Quand elle oublie de dire sa prière, quelqu'un la frappe sur le côté droit « et la prière », lui dit-on? Le délire des grandeurs

(1) Legrain. *Loc. cit.*

(2) Rouillard. *Loc. cit.*

(3) Dupain. *Etude clinique sur le délire religieux*, 1888.

se rencontre rarement ; il est parfois associé aux idées religieuses ; le dément qui en est atteint ne règle nullement sa conduite sur ses idées et « tel qui se prétend maître de l'univers s'amuse avec une poupée ou éclate en sanglots sans motifs (Rouillard.) ».

Quant au délire érotique, il s'observe le plus souvent au début de la maladie. On voit alors des vieillards jusqu'alors sérieux, intelligents et rangés, quitter leur famille, dépenser leur fortune, pour la première fille venue ; d'autres poursuivent de leurs assiduités femmes et enfants ou se livrent à des attentats à la pudeur. Comme exemple de délire prodromique de la démence, nous citerons le cas de ce vieillard de bonne famille, dont nous parlait M. Parisot et qu'on voit depuis quelque temps sur les promenades publiques, vêtu d'une façon ridicule suivant les dernières modes, fraîchement rasé et coiffé, lorgnant toutes les personnes enjuponnées qu'il rencontre. Il aurait, dit-on, quitté sa femme légitime, pour fréquenter assidument une personne de mœurs légères. Quelle ironie dans cette jeunesse apparente et tardive d'un vieillard qui va tomber dans la décrépitude !

Cette surexcitation génésique s'observe encore dans le cours de la démence. Legrand du Saulle (1) rapporte le fait suivant : Un monsieur de 78 ans s'approche, au Jardin des Plantes de Paris, d'un garçon de 13 ans, et le touche aux parties sexuelles. Le garçon s'éloigne, mais le vieillard le suit et renouvelle ses manœuvres à diverses reprises. Surveillé par la police, il est arrêté en flagrant délit ; on l'enferme, mais

(1) Legraud du Saulle. *De la Folie*.

à l'examen médical on s'aperçoit que ses facultés mentales ont notablement diminué. L'expertise conclut à la démence sénile qui le rend irresponsable, et à son internement dans une maison d'aliénés.

Les exemples de ce genre sont nombreux ; le délire peut pousser le dément à commettre des homicides ; on en a vu un tuer sa fille par jalousie.

Nombre de vieillards qui vont exposer platoniquement leurs organes sexuels en certains endroits et qui entrent par conséquent dans la catégorie des exhibitionnistes de Lasègue, sont des déments séniles ; on voit encore fréquemment des viols, presque toujours incomplètement consommés à cause de la diminution des forces physiques du malade. D'autres vieillards s'en tiennent quelquefois heureusement à l'érotomanie, « ils voient l'objet de leur amour ceint d'une auréole de perfection, aussi lui vouent-ils un culte ; ils en parlent toujours et y rêvent la nuit. (Rouillard).

La surexcitation génésique peut encore se montrer à la période de gâtisme, où le malade, privé de ses faculté morales et livré à ses instincts, s'adonne à la masturbation (Ball) ; nous avons un cas de ce genre, mais les antécédents suffisent à l'expliquer, car J..., ancien commis-voyageur, qui se livre à la masturbation, a eu une vie très irrégulière ; sa fille est morte dans une maison de prostitution.

Enfin, on voit fréquemment des déments atteints de kleptomanie ; ils n'ont plus notion de ce qui ne leur appartient pas et prennent tout ce qui leur tombe sous la main ; mais ils volent en déments : cailloux, potions, débris d'aliments, tout leur est bon. Le cas de kleptomanie que nous avons vu à Saint-Julien s'explique suffisamment par l'amnésie : Le dément R..., ancien patron cordonnier, est « ramasseur » au plus haut degré, mais il avait l'habitude, sa vie durant, de mettre de côté pour les revendre les os et les chiffons. Actuellement R... ne connaît ni son âge, ni l'endroit qui l'abrite.

Telles sont les diverses variétés de délire qu'on rencontre dans la démence sénile. Faisons remarquer que ce délire, quelle que soit sa forme, témoigne du peu de production du cerveau en fait d'idées nouvelles, et roule presqu'entièrement sur celles qu'il avait emmagasinées dans l'âge adulte ou dans la jeunesse. L'amnésie des faits récents et la persistance des anciens impriment leur cachet à l'expression délirante du dément.

Pour compléter l'étude du délire nous tenterons dans le chapitre « Pathogénie » de découvrir les causes de ces périodes d'agitation qui apparaissent à des époques plus ou moins régulières chez nombre de déments.

CHAPITRE VI

Pathogénie.

Nous étudierons d'abord la pathogénie de la démence, puis celle du délire.

L'écorce grise des lobes frontaux est l'organe des facultés intellectuelles.

Ses cellules sont le siège des idées qu'elles conservent et reproduisent. Ses fibres en reliant entre elles les cellules du même hémisphère (fibres commissurales intra-corticales et extrémités des fibres commissurales intra-hémisphériques) ou des deux hémisphères (extrémités des fibres commissurales inter-hémisphériques) associent toutes les idées entre elles de sorte que toute idée présentée à notre esprit en suscite d'autres, grâce aux liens qui les unissent. Tel est le mécanisme de la mémoire.

Chez le vieillard dont le cerveau est normal, ces éléments (cellules) bien qu'atteints par la sénilité (granulations pigmentaires et graisseuses) au même titre que toutes les cellules de l'organisme, fonctionnent encore. La diminution de l'élasticité et de la contractibilité des artères qui se vident lentement (1), la perméabilité moins grande des capillaires, et par suite l'apport insuffisant d'un sang qui est lui-même moins nutritif et moins oxygéné, entraînent des troubles de nutrition cellulaire. Le protoplasma atteint par la séni-

(1) Colrat. *Pression artérielle chez les vieillards et les enfants. Lyon médical*, 3 décembre 1893.

lité et mal nourri ne se laisse plus modifier par les impressions nouvelles, mais suffit encore à la conservation des anciennes, c'est-à-dire de celles qui, lui ayant fait subir souvent les mêmes modifications, ont donné à ses molécules une disposition qui ne disparaîtra qu'avec lui. La mémoire des faits récents diminue ; de même l'imagination qui demande un fonctionnement actif des cellules et des liens qui les unissent. Seul le jugement, basé sur les idées acquises ou mieux sur les modifications imprimées dans le cours de la vie au protoplasma, gagne une sûreté d'autant plus grande que la diminution de l'activité des cellules rend le vieillard étranger aux impressions nouvelles et l'isole du milieu dans lequel il vit.

Mais que la constitution de ces éléments-cellules présente une faiblesse ou congénitale ou acquise dans l'âge adulte par le surmenage, les privations de nourriture et de travail (un organe habitué à l'inaction dégénère beaucoup plus vite), ces éléments résisteront-ils au milieu déprimé et déprimant du vieillard, quand tout chez l'individu sain est obligé de fléchir ? Ils dégénèrent et s'atrophient avec une précocité, avec une rapidité d'autant plus grandes que l'échange de matériaux de nutrition et d'excrétion se fait difficilement entre eux et le sang lésé lui-même, à travers les cellules dégénérées des capillaires. L'altération profonde des cellules nerveuses, centre trophique des fibres, amène la disparition de ces dernières.

C'est à l'athéromatose généralisée des vaisseaux qu'on attribue celle des cellules. Tous les éléments nobles, ainsi que la névroglie elle-même, dégénèrent par anémie, noyées dans leurs déchets. Cette dégénération ne se fait pas brusquement : elle atteint d'une manière lente et successive chacune des cellules, et secondairement chacune des fibres, à l'inverse de ce qui se produit dans le ramollissement cérébral consécutif à l'embolie, où tout un groupe d'éléments est frappé en même temps.

C'est au début de la démence un affaiblissement des opérations intellectuelles qui va s'accentuant jusqu'à leur complète disparition. A ce moment, les éléments qui subsistent encore ne permettent plus que l'incohérence. Les idées sont incohérentes parce que les cellules sont sans cohésion, les fibres qui les unissaient ayant disparu ; et s'il reste quelque vestige d'association, les idées qu'elle amène nous choquent parce que les idées intermédiaires ou complémentaires n'existent plus, ou parce qu'elles ne répondent pas à notre interpellation qui n'a pu mettre en jeu que des cellules désagrégées ou des associations intactes en partie, mais étrangères à notre excitation.

A côté de l'altération prépondérante des lobes frontaux, nous avons vu la lésion moins accentuée de l'écorce grise des autres parties de l'encéphale. La moelle et les nerfs périphériques eux-mêmes sont insidieusement atteints. De là la déchéance plus lente des forces physiques du dément. L'athérome des vaisseaux, l'atrophie sénile des muscles dont les éléments sont pâles et de petite dimension, du squelette qui se raréfie, du poumon, du foie, des organes sanguinificateurs (rate et ganglions) (1), de l'intestin (2), la sclé-

(1) Charcot. *Loc. cit.*

(2) Stroup. *Recherches sur la constipation chez le vieillard.* Thèse de Nancy, 1893.

rose du rein et du cœur, la dégénérescence de leurs éléments, en un mot l'involution sénile (Demange (1), Brousse (2) et Boy-Teissier (3)) sont l'expression de la dégradation de la vie de nutrition et rendent compte, eux aussi, mais en partie seulement, de l'affaiblissement des forces physiques.

Ainsi nous trouvons la raison de l'affaiblissement progressif et incurable des facultés psychiques et de la déchéance des forces physiques et de la vie de nutrition que nous avons décrits dans la symptomalogie de la démence sénile.

Il nous reste, pour compléter la pathogénie, à tenter de découvrir les causes des périodes d'agitation pendant lesquelles toutes les autres variétés de délire apparaissent ou s'accentuent ; nous voulons parler de cette excitation générale que nous avons décrite sous le nom de délire maniaque.

Pathogénie de l'agitation dans la démence sénile. — Prus attribuait le délire maniaque à une subméningite ; d'autres auteurs, surtout les modernes, à une congestion du cerveau. Depuis quelques années, c'est-à-dire depuis les recherches de M. Bouchard sur l'auto-intoxication, on a fait de nombreuses expériences sur la toxicité urinaire dans les diverses psychoses, expériences dont les résultats tendent à prouver que la rétention de substances toxiques dans l'organisme jouent un grand rôle dans l'étiologie de la manie, de la lypémanie et dans l'épilepsie. L'urine

(1) Demange. *Loc. cit.*

(2) Brousse. *De l'Involution sénile.* Thèse d'agrégation, 1886.

(3) Boy-Teissier. *Leçons sur les Maladies des vieillards*, 1895, chez Doin, Paris.

(4) Prus, cité par Marcé (*loc. cit.*).

des maniaques et celle des mélancoliques, injectée chez les animaux, ont des effets différents. La première, bien moins toxique, produit de l'excitation, de la convulsibilité, c'est-à-dire de la manie. La seconde, toujours très toxique, de la tristesse, de l'inquiétude et de la stupeur, symptômes de la lypémanie (Régis et Lavaure, Ballet) (1). D'où la conclusion que la présence en grande quantité de telles ou telles substances toxiques dans l'organisme amènent l'une ou l'autre des maladies précitées.

Dans les accès d'épilepsie et dans les crises en série, il y a prodromiquement hypotoxicité, qui pendant la série tend à se relever vers la normale. Cette dernière est dépassée, quand la série est terminée (Voisin et Péron) (2)

Nous avouerons que, jusqu'à un certain temps, nous étions restés sceptiques à l'égard du rôle joué par l'auto-intoxication dans les maladies mentales, non pas que nous refusions aux expériences précédentes les résultats qu'elles comportent en elles-mêmes, mais parce que la généralisation prématurée de l'auto-intoxication rejetait au second plan la lésion encore inconnne des centres nerveux. Aujourd'hui, nos expériences sur la toxicité urinaire, que M. Parisot nous avait engagé à entreprendre dans la démence sénile, nous obligent à reconnaître qu'il y a corrélation entre la toxicité des urines et le délire, et que la première permet souvent de prévoir le second.

(1) Communications de MM. Régis et Lavaure et de M. Ballet au congrès des médecins aliénistes. Session de la Rochelle, 1893.

(2) Voisin et Peron. *Recherches sur la toxicité urinaire chez les épileptiques. Archives de neurologie*, 1893, p. 68.

RECHERCHES EXPÉRIMENTALES. — Dans toutes nos expériences, nous avons suivi la méthode de M. Bouchard ; injection intra-veineuse de l'urine, l'animal choisi a toujours été le lapin.

MANUEL OPÉRATOIRE. — Comme manuel opératoire, nous avons pris celui de notre ami, le Dr Stroup (1) : Le lapin est ficelé et fixé sur une table, les membres allongés et attachés à des clous plantés dans la table. On choisit l'oreille et on la fixe au moyen d'un ou de deux clous très minces. Comme injecteur, nous nous servions d'une seringue en gomme noire contenant 70^{cc} de liquide. On remplit la seringue d'urine filtrée et chauffée à 15 ou 20°, en ayant soin de chasser tout l'air qu'elle renferme, puis avec un doigt posé à la base de l'oreille, on comprime le tronc de la veine, de façon à la faire saillir au point où l'on veut introduire l'aiguille. On pique et on attend. Si l'aiguille est bien posée, on voit bientôt apparaitre une gouttelette de sang à son orifice ; à ce moment, tout l'air étant chassé de l'aiguille, on y adapte la canule de la seringue et on pousse l'injection. Celle-ci, faite lentement, très lentement, sans beaucoup de pression, est poursuivie jusqu'à la mort du lapin ; si l'opérateur éprouve au début de l'injection la moindre résistance, qu'il se dise bien qu'il y a un obstacle. Et alors, inutile d'insister, il faut retirer l'aiguille.

Quand, après avoir piqué la veine, on attend qu'une gouttelette de sang se montre à l'orifice, l'injection ne peut parfois se faire, parce que l'aiguille est bouchée

(1) Stroup. *Recherches sur la constipation chez le vieillard*. Thèse Nancy, 1893.

par un caillot de sang. Si l'injection est encore possible, n'est-il pas à craindre que le caillot, en train de se former, et entraîné par l'urine, n'amène chez le lapin une lésion qui rende sa résistance moindre ? Pour éviter cet inconvénient, nous opérions de la façon suivante : Avant de fixer l'oreille du lapin à la table, on rase soigneusement une étendue d'un centimètre tout autour du point de la veine à piquer par l'aiguille, puis on fixe l'oreille et on lave la place rasée avec de la toile mouillée, pour enlever tous les détritus épithéliaux et autres. On adapte ensuite l'aiguille directement au tube de caoutchouc de la seringue remplie d'urine ; pendant qu'une main tient la seringue, l'index posé sur la tige du piston, l'autre main amène l'aiguille, sur la partie rasée ; puis pressant très légèrement sur le piston, pendant que l'urine sort par l'aiguille, on pousse cette dernière dans la veine, et l'injection continue. Ce procédé, plus rapide et moins dangereux, fait perdre tout au plus 1 ou 2 cent. cubes d'urine. L'opérateur, qui débute dans ce genre d'expériences et dont la main est peu habile encore, modifiera ce procédé de la manière qui suit : Avant d'enfoncer l'aiguille, qu'il fasse couler une couche très mince (1 centim. cube environ) de liquide sur la partie rasée au niveau du point de la veine à piquer, en même temps qu'il maintienne l'extrémité de l'aiguille dans cette couche ; de cette façon, il est inutile de presser sur le piston pendant qu'on enfonce l'aiguille, car l'extrémité de celle-ci est noyée dans l'urine et ne peut se remplir d'air. On pique ensuite la veine et on continue l'injection.

Les urines que nous avons injectées sont celles des

24 heures et viennent de déments à la première période de leur maladie. Il est souvent impossible d'en recueillir à la période de gâtisme, et même parfois à la première période ; le dément, oubliant les recommandations qu'on lui fait, urine ailleurs que dans son vase. Nous le faisions surveiller par des vieillards valides qui avaient soin de nous dire si les urines avaient été exactement recueillies ; dans le cas contraire, nous remettions l'expérience au lendemain.

Nous avons utilisé surtout les urines d'une malade que nous observions matin et soir, afin de comparer les troubles de sa mémoire et la toxicité de ses urines. Voici son observation :

Mme veuve Col. V. C., née à Belleau (Meurthe-et-Moselle).

Les renseignements suivants nous ont été donnés par ses enfants :

Antécédents héréditaires. — Père, cultivateur et fabricant d'huiles, est mort à un âge avancé d'une pneumonie ! et n'a jamais présenté de troubles mentaux. — Mère morte jeune. — Il n'y a aucun aliéné dans la famille. — Deux frères et une sœur morts tous les trois, les deux frères à 42 et à 48 ans d'une affection cardiaque, mais on ne peut l'affirmer ; la sœur a 75 ou 80 ans.

Antécédents personnels. — Veuve C..., issue de parents dans l'aisance, a eu une jeunesse heureuse, elle a habité successivement, avec ses parents, les villages de Belleau et de Villers. Là, élevée par une tante, après la mort de sa mère, elle reçoit une certaine instruction. Mariée à 25 ans, elle devient mère de cinq enfants ; mais d'un caractère aigri, d'une disposition chagrine allant parfois jusqu'à la dureté envers son mari et ses enfants, sans ordre dans son ménage et coquette à l'excès, d'une lenteur et d'une nonchalance et, pour dire vrai, d'une fainéantise exagérée dans son travail, achetant de tout sans à-propos et sans nécessité, elle amène des querelles conjugales. Le mari, ni débauché, ni modèle au début, dépense au cabaret une partie du gain que lui procure son métier de maçon, puis s'adonne à l'ivrognerie. « Quand il avait bu, il était comme fou » ; si bien que, la femme aidant, la petite dot apportée par elle est bientôt dissipée. De là des discussions, des querelles plus fréquentes, puis des voies de fait de la part de l'époux et enfin le départ définitif de ce dernier. Veuve C... était alors âgée de 39 ans. Pour gagner sa vie et subvenir aux besoins de ses enfants, elle prend le seul métier qu'il lui soit possible d'exercer : elle se fait ravaudeuse ; mais comme le gain est minime, les mauvaises dispositions de son caractère empirent ; elle devient pleureuse au souvenir de son passé, et, fait bizarre qui étonnait ses enfants, autant elle est peu aimable envers ces derniers, autant elle est gaie et serviable envers les étrangers. Sa conduite, comme femme, a toujours été honnête ; partout elle a su inspirer du respect, mais même dans la misère, elle prodigue son gain et celui de ses enfants en état de travailler, et fait que celles-là aussi, une fois mariées, la quittent sans regret. Le dernier de ses enfants, mauvais sujet, l'abandonne subitement, il y a environ 20 ans ; nous avons appris ces jours-ci qu'il était saltimbanque.

Il y a dix ans, c'est-à-dire en 1886, ses filles vont

habiter Paris et, ne voulant pas la laisser seule, la placent à Saint-Julien dans la section des pensionnaires ; mais elle ne s'y plaît pas et quitte l'hospice pour entrer dans une pension d'ouvriers de la ville. Cette pension, comme celle de Saint-Julien, était payée par ses enfants. A ce moment, d'après les renseignements que nous sommes allés puiser près des personnes qui la logeaient, elle ne présente pas de troubles mentaux ; elle est toujours coquette et dépensière, distrait l'argent, qu'elle reçoit pour indemniser son logeur, en l'achat de bibelots inutiles et oblige ses enfants à verser directement, sans passer par son entremise, le montant de la pension. Jusque-là, Veuve C... n'a jamais été malade ; elle n'est ni éthylique, ni syphilitique.

Si nous sommes entré dans des détails aussi circonstanciés de cette existence, c'est pour permettre au lecteur d'apprécier ses antécédents psychiques qui jettent un jour sur les manifestations démentielles

Historique de la maladie. — Vers la fin de 1894, la conduite de C .. devient fantasque ; elle se lève certaines nuits, fait un paquet de tout ce qui lui tombe sous la main, prend même des objets de son logeur et court chercher ses filles à la gare. Une autre fois, toujours pendant la nuit, elle allume le poêle de sa chambre pour préparer le manger de son mari qui allait revenir du travail. Il lui arrive de tenir pendant cinq ou six jours sur le feu le même pot rempli d'eau : c'était encore la soupe de son mari. Autant elle aimait à converser auparavant, autant elle évite alors de parler, et quand elle cause, c'est pour exprimer le désir de voir son père (mort depuis fort longtemps).

Un matin, la chambre, qu'elle partageait avec une autre vieille femme, est dans un désordre complet. C... s'était battue avec sa voisine qu'elle accusait de voies de fait.

Cette agitation se présente cinq ou six fois dans le même mois, c'était le début de la démence. Un soir C... allume le poêle dont elle oublie de refermer la porte ; le bois en feu tombe sur le plancher qui commence à brûler. Le logeur, épouvanté à juste titre des conséquences d'une pareille « insouciance », exige le départ de la malade qu'on ramène en décembre 1894 à l'hospice Saint Julien dans la section des indigents. A cette époque, C... présente quelques vertiges qui ne laissent aucune suite après eux. Comme elle est incapable de se gouverner et qu'elle a besoin d'être surveillée d'une manière continue, elle est transportée à l'infirmerie où M. Parisot la déclare atteinte de démence sénile ; ses facultés mentales ont notablement diminué. C... est alors âgée de 82 ans.

Etat actuel. — A. FONCTIONS PSYCHIQUES. — a) *Mémoire.* — Vers la fin de juillet 1895, nous l'interrogeons pour connaître ses antécédents ; voici un lambeau de cet interrogatoire fatigant que l'inanité des réponses obtenues avec peine et faites d'une voix monotone et lente nous a bientôt fait cesser.

D. Comment vous appelez-vous ?
R. Ah... je ne sais pas, Monsieur.
D. Voyons, cherchez.
R. C'est V....
D. Mais V... est votre nom de demoiselle ?
R. Je n'en connais pas d'autre.

D. Quel âge avez-vous ?

R. Je ne peux pas vous le dire, j'ai oublié de le demander à mes parents.

D. Dites-le à peu près.

R. Je suis surprise.... Je ne sais pas.

D. En quelle année êtes-vous née ?

R. Je n'en sais rien.

D. Quel âge a votre père ?

R. Je n'en sais rien. Mon Dieu !... Mon Dieu ! !

D. Est-il bien portant ?

R. Oui, pour le moment.

D. Mais il est mort.

R. Mais non, on ne me l'a pas dit.

D. Est-il vieux ou jeune ?

R. Il n'est pas jeune, il est entre les deux âges.

D. Il a 90 ans au moins ?

R. Il n'a pas plus de 60 ans.

D. Et votre mère ?

R. Elle est morte, je ne l'ai pas connue.

D. Quel âge pensez-vous avoir ?

R. Trente ans.

D. Vous plaisantez, vous en avez 60 au moins !

R. Je ne le pense pas.

D. Vous avez les cheveux gris !

R. Mon père les avait aussi.

D. Mais vous êtes une vieille femme !

R. Mais non, je ne suis pas vieille (et la démente s'excite un peu, parce qu'elle croit que nous voulons l'insulter ; elle est toujours coquette).

D. Quand avez-vous quitté vos parents ?

R. Il y a 6 mois.

D. Êtes-vous mariée?

R. Je ne vis pas avec mon mari.

D. Comment cela?

R. Il m'a quittée.

D. Il y a combien de temps?

R. Il y a 6 mois.

Les jours suivants, la malade nous dit qu'elle a habité avec ses parents les villages de Belleau et de Villers, qu'elle n'a plus que son père et sa tante, qu'elle irait ces jours-ci à Villers pour demander de leurs nouvelles ; elle y serait allée plus tôt, mais elle a peur de se salir, vu le mauvais temps. Elle n'a rien à reprocher à son mari, mais il ne s'est pas conduit envers elle comme il devait le faire. « Je ne lui faisais pas de mal, ajoutait-elle, je ne sais pas ce qu'il voulait de moi ; il gagnait passablement, mais ne me donnait rien ; je ne lui en veux pas de ce qu'il ne vient pas vivre avec moi. » Il ne peut cependant venir ici ! répliquions-nous. « Mais si, répondait la démente, c'est un homme, il a la responsabilité du loyer. »

Comme on le voit, l'amnésie progressive a détruit chez la démente les souvenirs des faits qui se sont passés depuis le départ de son mari ; elle revoit ces faits tels qu'ils existaient à cette époque et conforme ses idées au milieu dans lequel elle vivait alors.

Des notions acquises dans sa jeunesse, il en reste très peu. Elle ne se souvient plus du nom de la capitale de la France. La faculté arithmétique est diminuée ; seuls les calculs simples sont possibles. La malade compte jusqu'à 100 et au-delà ; elle sait encore combien font $2+2$, 2×2, $3+3$, 3×3, $4+4$, 4×4 et ainsi de suite jusqu'à 8, mais, et ce fait nous l'avons constaté chez les autres déments, elle additionne ou multiplie difficilement, quand elle ne se trompe pas, les nombres simples et différents comme $4+5$ ou 4×5 ou 7×6, etc ... ; c'est que dans le premier cas, la mémoire a peu d'efforts à faire puisque les deux nombres sont les mêmes ; dans le deuxième, tout en répétant souvent ces nombres pour réveiller dans son cerveau l'association qui se rapporte à eux, la malade en a oublié le premier, pendant qu'elle rappelle le second. Nous en avons la preuve, parce qu'à certains jours ces opérations sont possibles, alors que la mémoire est plus vive.

La lecture est encore possible : la malade lit ou plutôt suit sur son livre les prières que, depuis son enfance, elle récite tous les jours par cœur. Elle ne peut plus écrire ; le tremblement prononcé de ses mains l'empèche, comme on le voit par le spécimen que nous en donnons dans la description de la démence sénile.

Les souvenirs des fait récents ont disparu les premiers ; elle ne sait, malgré tous nos efforts pour exercer sa mémoire, ni le nom, ni le but de la maison qui l'abrite, elle ignore l'année et le jour où nous sommes. Nous donnons à ce sujet les réponses qu'elle nous fait.

D. Quel jour sommes-nous ?

R. Je ne sais pas, n'est-ce pas mercredi ?

D. Mais non, c'est lundi.

R. Ah ! oui, c'est lundi.

D. Et demain ?

R. Mardi.

D. Et aujourd'hui ?

R. Mardi.

D. Et demain ?
R. Mercredi.
D. Et aujourd'hui ?
R. Mercredi.
D. Et demain ?
R. Jeudi.
D. Et aujourd'hui ?
R. Jeudi.

Là s'arrêtent ses souvenirs ; elle ne se rappelle ni le vendredi, ni le samedi. Ses réponses, qu'expliquent l'amnésie des paroles proférées quelques instants auparavant et le souvenir du dernier mot prononcé, nous montrent le triste état de sa mémoire.

b) Les facultés affectives et morales ont notablement diminué. Méfiante et égoïste, la démente ne pense même plus à ses enfants. Les sentiments individuels sont toujours très vifs.

c) L'attention subsiste encore. Que dire de la réflexion, si ce n'est que les réponses de C... sont conformes à son intelligence. L'imagination est affaiblie ; de même le jugement : la démente estime notre âge d'une façon grotesque. La diminution de sa volonté est considérable ; son obéissance est passive.

d) Le caractère est doux.

B.—Examen somatique.—L'habitus est florissant ; le visage un peu pâle a les traits reposés ; les cheveux sont blancs.

1° *Système nerveux.* — La vue est bonne, il n'y a pas d'inégalité des pupilles ; elles réagissent et à la lumière et à l'accommodation. L'ouïe est normale. La face ne présente aucune déviation, la langue aucun tremblement ; la parole est nette, bien que lente.

Aux membres supérieurs la force musculaire est également diminuée des deux côtés. La force dynamométrique égale 16 à droite et 13 à gauche, il n'y a pas de tremblement. Les mouvements sont normaux. De même aux membres inférieurs où les réflexes du genou ont disparu.

La sensibilité générale est émoussée.

La marche est lente. C... va et vient lentement, le corps penché en avant, en s'aidant de tous les appuis dont elle peut se servir.

Appareil respiratoire : Respiration emphysémateuse.

Appareil circulatoire : Au cœur le deuxième bruit est éclatant. Les artères temporales et radiales sont dures et sinueuses ; le tracé sphygmographique montre un plateau d'athérome très net.

Appareil digestif : Appétit conservé. Digestion bonne. De temps en temps de la constipation. Rien au foie ni à la rate.

Appareil urinaire : Ni sucre, ni albumine dans les urines.

Exposé des expériences faites avec les urines de cette malade. — Depuis sa seconde entrée à Saint-Julien, Mme C... présente tous les mois des périodes d'agitation ; c'est la raison pour laquelle nous avons choisi cette malade de préférence à ceux dont le délire n'était pas périodique. Nos recherches expérimentales sont exposées dans le tableau ci-joint ; elles sont au nombre de 23, ont été commencées le 4 octobre 1895 et terminées le 24 décembre de la même année (voir colonne I du tableau).

EXPÉRIENCES SUR LA TOXICITÉ URINAIRE

I	II	III	IV	V	VI	VII	VIII	IX	X	XI	XII	XIII
DATES.	QUANTITÉ TOTALE des urines des 24 heures.	DENSITÉ DES URINES des 24 heures.	POIDS DU LAPIN.	QUANTITÉ d'urine injectée pour amener la mort de l'animal.	DURÉE de L'INJECTION.	VITESSE DE L'INJECTION. c/m³ par minute	PHÉNOMÈNES TOXIQUES observés chez le lapin PENDANT L'INJECTION.	QUANTITÉ d'urine injectée pour tuer un kil. de lapin.	COEFFICIENT UROTOXIQUE.	TROUBLES MENTAUX OBSERVÉS CHEZ LA MALADE.	ÉTATS SOMATIQUES DE LA MALADE.	OBSERVATIONS concernant LES EXPÉRIENCES.
Octobre.	cent. c.		gram.	cent. c.	minut.			cent. c.				
3.........	»	»	»	»	»	»	....	»	»	*Agitation* dans la nuit du 2 au 3 octobre et dans la journée du 3.	Nous ne porterons dans cette colonne que les troubles somatiques. En dehors de ces cas, la température a toujours oscillé entre 36°2 et 36°6, et le pouls entre 80 et 95.	Nous ne pouvons calculer le coefficient urotoxique du 3 octobre, parce que nous n'avons pu recueillir les urines des 24 heures : la malade se gâtait.
4.........	625	1.014	2.113	278	20	13c,9	....	131	»	*Agitation* dans la nuit du 3 au 4. Loquacité dans la journée du 4.		
5.........	pas d'injection d'urine.				»	»	....	»	»	Démence calme, c'est-à-dire sans délire.		
6.........	1.000	1.013	1.937	207	20	10c,3	La pupille devient rapidement punctiforme. Les phén. convulsifs sont prononcés. Dyspnée respiratoire rapidement intense.	106	0,219	Id.		
du 7 au 14.	pas d'injection d'urine.				»	»	....	»	»	Id.		
15.........	800	1.014	2.358	333	40	8c,3	Dyspnée lentement progressive. Mort en opistothonos sans que la pupille ait été punctiforme...	140	0,181	Id.		
16.........	840	1.014	2.010	289	30	9c,6	Mêmes phén. que la veille. Pas de convulsions..................	142	0,187	Id.		
17.........	pas d'injection d'urine.				»	»	....	»	»	*Agitation* pendant la nuit du 16 au 17 et dans la journée du 17.		
18.........	860	1.015	2.025	204	24	8c,5	Mêmes phén. que le 6 octobre....	100	0,200	La nuit a été *agitée*, mais la journée est calme. C... n'est même plus loquace.		
19.........	750	1.014	2.030	203	26	7c,8	Id.	100	0,174	Démence calme.	Constipation.	
20.........	1.200	1.013	2.083	496	40	12c,4	Pas de convulsions. Dyspnée lentement progressive. La pupille ne devient pas punctiforme....	237	0,117	Id.	Id.	
21.........	pas d'injection d'urine.				»	»	....	»	»	Id.	Id. (purgatif aux sels de soude).	
Novembre.										Du 21 oct. au 4 nov., la démence est calme.		
4.........	845	1.014	2.360	530	45	11c,7	Pas de convulsions. Mêmes remarques que pour le 20 octobre.	221	0,087	Histoire des maquchons.		
5.........	1.050	1.012	2.285	273	23	11c,0	Phén. toxiques prononcés, sont les mêmes que le 6 octobre.	120	0,203	Histoire des maquchons. *Délire* pendant la nuit.		
6.........	1.000	1.013	2.219	260	20	13c,0	Id.	117	0,198	Démence calme.		
7, 8 et 9...	pas d'injection d'urine.				»	»	....	»	»	Id.		
10.........	650	1.019	2.420	201	20	10c,0	Les phén. toxiques sont moindres que ceux du 5 novembre........	83	0,182	Id.		
11.........	975	1.014	2.260	393	34	11c,5	Mêmes phén. que le 4 novembre..	173	0,181	La démente toujours calme nous parle d'une bataille qui aurait eu lieu ces jours-ci dans son village.		
12.........	pas d'injection d'urine.				»	»	....	»	»	La démente nous confirme la bataille qu'elle nous a racontée la veille.		
13.........	900	1.014	2.090	383	30	12c,7	Id. ..	183	0,114	La démente paraît agacée.	Constipation.	
14.........	1.000	1.015	2.210	352	25	14c,0	Id. ..	159	0,146	La malade se dit *énervée* et répond avec impatience et colère à toutes nos questions	Id. (purgatif à l'huile de ricin).	
15.........	750	1.013	2.105	215	17	12c,6	Phén. convulsifs presque continus. Pupille contractée aux 50 premiers centim. cubes. Dyspnée intense dès la première seringue.	102	0,170	A été *très agitée* pendant la nuit ; l'agitation se continue pendant la journée.		
16 et 17...	pas d'injection d'urine.				»	»	....	»	»	Démence calme.		Nous n'avons pu recueillir toutes les urines : la démente se gâtait.
18.........	1.035	1.014	2.795	408	45	11c,0	Phén. analogues à ceux du 4 nov.	178	0,185	Id.		
19.........	pas d'injection d'urine.				»	»	....	»	»	*Nuit agitée.* Journée calme.	Constipation. Bronchite subaiguë constatée le 19 au matin.	
20.........	1.000	1.014	2.170	255	27	9c,4	Phén. convulsifs plus prononcés qu'à la dernière injection.......	112	0,207	Démence calme.	Bronchite subaiguë. Température : m. 36°7; s. 36°9. Pouls : m. 96 ; s. 100.	
du 21 au 26.	pas d'injection d'urine.				»	»	....	»	»	Alternatives de délire et de calme, mais on cesse de recueillir les urines à cause de la bronchite.	La température oscille entre 36°5 et 37.	
27 et 28...	id.				»	»	....	»	»	La démente est calme ; les symptômes de bronchite disparaissent.		
29.........	950	1.015	2.315	255	20	12c,7	Attaques épileptiformes prononcées. Mort sans opisthotonos....	110	0,200	Id.	Constipation.	
30.........	pas d'injection d'urine.				»	»	....	»	»	Id.		
Décembre.												
1er.........	750	1.017	2.150	310	30	10c,3	Mêmes remarques que pour l'injection du 15 octobre..........	141	0,121	Id.		
2 et 3.....	pas d'injection d'urine.				»	»	....	»	»	*Agitation.*		
4, 5 et 6...	id.				»	»	....	»	»	Démence calme.		
7.........	900	1.015	2.620	290	23	12c,6	Attaques épileptiform. prononcées	110	0,190	Id.		
8, 9, 10 et 11.	pas d'injection d'urine.				»	»	....	»	»	Id.		
12.........	750	1.019	2.345	185	15	12c,3	Id. pupille très rétrécie dès la première seringue....	70	0,220	Id.		
13 et 14...	pas d'injection d'urine.				»	»	....	»	»	Id.		
15.........	750	1.019	2.470	197	18	10c,9	Attaques épileptiform. prononcées	70	0,220	Id.		
du 16 au 23.	pas d'injection d'urine.				»	»	....	»	»	Id.		
24.........	750	1.017	2.070	240	20	12c,0	Pupille contractée au maximum à une seringue et 1/4 ne devient cependant pas filiforme. Inquiétude marquée par une dizaine de soubresauts. A la fin, convulsions et mort en opisthotonos.	115	0,151	Id.		
Janvier ..	....	....	....	....	....	258c,5		3.014		Au commencement de janvier : réapparition du délire maniaque.		

Dans les colonnes II et III se trouvent les chiffres des urines des vingt-quatre heures et des densités qui leur correspondent ; on sera peut-être étonné à première vue de la faiblesse de ces chiffres, mais on sait qu'il en est ainsi chez le vieillard ; ce fait est encore exagéré chez le dément (1) : nous n'avons obtenu certains jours que 550 cent. cubes d'urine, alors que la démente était constipée et sans délire ; il est vrai que la densité était relativement élevée et marquait 1,018. La colonne IV montre que les lapins pesaient tous à peu près le même poids, dans les environs de 2 kilogr., pour que leur résistance à l'intoxication soit à peu près la même chez tous; pour cette raison encore, ils ont été achetés chez un même villageois des environs de Nancy, et non chez un marchand de la ville, qui nous aurait donné des animaux d'espèces trop différentes ; nous refusions tout lapin atteint de diarrhée ou qui n'était ni vif, ni agile.

Les injections ont été faites avec une vitesse moyenne de $\frac{258,5}{23} = 11^{cc},2$ par minute (col. VI et VII du tableau). On leur fera cependant le reproche mérité de n'avoir pas toutes la même vitesse, mais les instruments, mis à notre disposition, ne nous permettaient pas d'obtenir une pression mathématiquement régulière; néanmoins les cinq premières, celles du mois d'octobre (nous éliminons l'injection du 6 du même mois, dont nous n'avons pu obtenir le coefficient urotoxique parce que les urines des vingt-quatre heures n'ont pas été toutes recueillies), ont des différences de vitesse presque insignifiantes, la plus petite vitesse

(1) Johnson Smith. *Une enquête sur le sang et l'urine des aliénés. Journal mental Science*. Octobre 1890.

étant de 7,8 et la plus grande de 10,3 ; les résultats obtenus par ces expériences peuvent donc être comparés entre eux. De même au mois de novembre où la plus petite vitesse est de 9,4 ; la plus grande, de 14, ne peut faire éliminer l'injection qui lui correspond puisque, malgré la grandeur de cette vitesse qui diminuait la résistance de l'animal, il a été injecté une grande quantité d'urine. Au mois de décembre, les chiffres minimum et maximum de 10, 3 et de 12,7 montrent des différences de vitesse moins fortes encore.

En divisant, après chaque expérience, le nombre de centimètres cubes d'urine injectée pour amener la mort de l'animal par le poids de ce dernier, on obtient la toxicité moyenne ou la quantité d'urine nécessaire pour tuer un kilogramme d'animal. Cette toxicité oscille dans nos expériences (colonne IX) entre 83 et 237, que la démente soit calme ou agitée ; elle est en moyenne de $\frac{3044}{23} = 132$. Chez l'adulte, d'après les expériences de M. Bouchard, elle est de 42, c'est-à-dire que les urines sont plus toxiques. En 1890, M. Mossé (1) avait trouvé la toxicité inférieure chez le vieillard. Nos résultats coïncident avec ceux qu'avaient obtenus la même année MM. Mairet et Bosc (2), à savoir que les urines des déments séniles sont bien moins toxiques.

Les coefficients urotoxiques, c'est-à-dire les quo-

(1) Mossé. *Contribution à l'étude de la physiologie de la vieillesse. Excrétion urinaire chez le vieillard, toxicité urinaire chez le vieillard et l'enfant. Académie des sciences de Montpellier*. 2 juin 1890.

(2) Mairet et Bosc. *Aliénation mentale par troubles de nutrition*. In *Annales médico-psychologiques*, 1892.

tients obtenus en divisant le nombre de centimètres cubes représentant la totalité des urines par le produit du poids de la malade (la démente C... pèse 43 kilogr.), par les chiffres de la toxicité moyenne, sont portés dans la colonne n° X. Ils vont nous servir à établir le rapport entre la toxicité des urines et les troubles de la mémoire, en particulier le délire.

2 octobre. La démente est calme.

3 et 4 octob. Dans la nuit du 2 au 3, C... se lève et se couche dans le lit de sa voisine; elle aurait eu peur d'un puits
1re PÉRIODE D'AGITATION très profond placé à côté du sien. Les journées du 3 et du 4, et la nuit intermédiaire se passent encore dans l'agitation. A ce moment, 4 octobre, la toxicité moyenne est de 131, mais nous ne pouvons en déduire le coefficient urotoxique parce qu'on n'a pu recueillir toutes les urines des vingt-quatre heures.

5 octobre. Le délire a cessé; les urines du 5 au 6, recueillies le lendemain de l'agitation, montrent un coefficient urotoxique de 0,219.

6,7,8 et...15
16 octobre. Pendant ces quelques jours la démente est calme.
2e PÉRIODE D'AGITATION Le 15, le coefficient est tombé à 0,131 et le 16 à 0,137; dans la nuit qui suit cette dernière expérience, éclate
17 octobre. un violent délire qui persiste le 17 et au cours duquel la malade, debout continuellement, se couche dans le lit de sa voisine ou sort du dortoir pour aller voir son mari, qu'elle aurait, dit-elle, vu la veille, après lequel elle s'ennuie et qui l'attend dans une salle
18 octobre. voisine. Le calme revient le 18 au matin et quand alors on demande à C... si elle attend encore son mari, elle répond : « Ma foi, je n'en sais rien ». A ce moment, le coefficient urotoxique est remonté à 0,200.

19-20 octob. Il est encore à 0,170 le 19 ; le 20 octobre, il est notablement abaissé, à 0,117 ; mais la malade est constipée, cette constipation, datant de deux jours, persiste encore le 21 octobre. Craignant de voir apparaître du délire qu'on pourrait imputer à la rétention des matières fécales (cette dernière est une cause de délire chez les déments séniles) (1), nous ordonnons un purgatif, mais nous avons le tort de le donner sous forme de sels de soude, ce qui nous oblige à abandonner nos expériences pendant quelques jours pour laisser le temps à l'organisme d'éliminer ces sels toxiques. Dans tout cet intervalle, C... reste calme. 21 octobre.

Elle l'est encore le 3 novembre. Le 4, le coefficient est d'une grande faiblesse, à 0,087 ; dans la journée, la malade nous dit (détail futile en apparence) : « Il fait froid, je voudrais des maquchons » ; nous n'attachons aucune importance à ces paroles dont nous ne comprenons le sens qu'en partie, et avant de quitter Saint-Julien, par analogie avec ce qui s'était passé le 16 octobre, la toxicité urinaire étant notablement diminuée, nous avertissons le personnel que la démente présenterait de l'agitation sous peu et sans doute pendant la nuit. Le lendemain, les malades, qui couchent dans la même salle que C..., se plaignent à nous qu'elles ont été réveillées : C... s'était levée vers onze heures du soir, s'était habillée, était allée à la charrue, criant hue.. dia ! pour exciter ses chevaux et se baissant de temps en temps pour ramasser des objets qu'elle mettait dans sa robe relevée en corbeille. Réprimandée par une malade, C... était retournée à son 3-4 novemb. 3e PÉRIODE D'AGITATION

(1) Stroup. *Recherches sur la constipation chez le vieillard.* Thèse de Nancy, 1893.

lit, s'était redéshabillée, couchée et endormie jusqu'au matin. A ce moment, nous la trouvons tranquille ; son visage n'a rien de vultueux, ses yeux ont leur éclat ordinaire, ses réponses sont traînantes comme d'habitude, elle n'a pas cette loquacité des périodes d'agitation, son pouls est à 92, sa température axillaire à 36°2, elle ne présente en un mot aucun symptôme de délire. Nous lui demandons ce qu'elle ramassait derrière sa charrue, elle nous répond : « Des maquehons, je les aime bien. » Renseignements pris, maquehon est un mot patois lorrain qui désigne de fausses truffes à enveloppe noire et à intérieur blanchâtre, ensevelies dans la terre et qu'on recueille en automne dans le sillon tracé par la charrue. La sensation de froid, qu'éprouvait C... depuis quelque temps, avait réveillé chez elle le souvenir du moment de la récolte de ces fruits, qui coïncide avec les premiers froids et qu'enfant, nous a-t-elle dit elle-même, elle avait faite derrière la charrue de son père. Dans la journée du 4 novembre, elle exprime le désir d'avoir des maquehons, la nuit elle y pense encore et en rêve peut-être, elle se revoit enfant derrière la charrue et comme ses facultés supérieures, bien affaiblies par la maladie, sont annihilées par l'effet de la nuit (1), elle redevient enfant, se lève, s'habille et va cueillir les fruits dont elle est friande ; elle a conscience de son acte, puisqu'elle nous le repète le lendemain.

5 novembre. Le coefficient urinaire est remonté à 0,203 et se
6 — maintient à ce taux ; le 6, il est encore de 0,198 ; il
11-13 nov. redescend, quatre jours après, le 11, à 0,182, et le 13,

(1) Bernheim. *Leçons cliniques.*

à 0,114 ; cette faiblesse, qui est la même que celle du 14 et du 15 octobre à la veille du délire, attire notre attention sur l'état mental de la malade : elle est agacée et insiste sur le résultat d'une bataille entre gens de son village, bataille dont elle nous avait parlé deux jours auparavant, alors que le coefficient était à 0,131. Nous basant et sur la faiblesse du coefficient 0,114 et sur l'état psychique de la malade, nous ne nous contentons pas de supposer, mais nous certifions l'apparition prochaine du délire. Le lendemain, 14 novembre, la malade est impatiente, colé- 14 novembre
reuse, « énervée » ; l'agitation se manifeste le soir, la nuit se passe dans un délire continuel : la démente se lève, s'habille pour conduire la voiture ou aller au
marché. Ce délire persiste le 15, où, même avec des 15 novembre
urines recueillies en partie seulement, le coefficient s'élève à 0,170. Pour donner du repos à la malade, nous lui faisons prendre le soir 30 gr. de sirop de chloral et, une demi-heure après cette ingestion, C...
s'endort pour toute la durée de la nuit ; le lendemain, 16 novembre
elle est calme, mais hébétée.

Cette tranquillité persiste le 17, le coefficient re- 17 novembre
tombe le 18 à 0,135, le délire réapparaît la nuit et 18 —
s'arrête le 19 après l'ingestion de 30 grammes de sirop 19 —
de chloral, qui amène un sommeil pendant lequel la malade marmotte sur sa dot, la compte et exprime la joie de voir son mari content. A son réveil, C... est comme abrutie ; son coefficient urinaire s'élève à 0,207, mais le thermomètre, qui n'avait jamais dépassé 36°7 à l'aisselle, monte à 37°, et à l'auscultation de la poitrine, on entend de nombreux râles sibilants et ronflants : la démente est atteinte de bronchite su-

baiguë survenue sans doute à la suite des nombreuses promenades qu'elle a faites nue pendant la nuit précédente dans la salle sans feu. Cette bronchite nous oblige à abandonner nos expériences pendant quelques jours, jusqu'après guérison ; dans l'intervalle, la malade est en proie au délire, suite de celui du 19 interrompu par le choral et rendu plus intense par la bronchite.

29 novembre Le 29 novembre, c'est-à-dire dix jours après la dernière injection, le coefficient urinaire est à 0,200 ;
1er décembre C... est calme ; il redescend, le 1er décembre, à 0,121
et la démente est agitée la nuit suivante ; ce délire,
2 — moins prononcé dans la journée du 2, réapparaît dans
la nuit du 2 au 3 : ce n'est plus à son mari, ni à sa
charrue qu'ont trait ses idées, mais à son père qui sera
content de la voir conduire le lait.

3 — A partir du 3 décembre, elle ne présente plus d'agi-
7 — tation ; le coefficient est remonté, le 7, à 0,190 et se
12 — maintient aux environs de ce taux, à 0,220 le 12 et
15-24 déc. le 15, à 0,151 le 24. Le délire apparaît de nouveau au
commencement de janvier.

Tel est l'exposé de nos expériences et du rapport entre leurs résultats et le délire de C... ; on ne peut nier une coïncidence entre ces deux derniers. Elle est plus nette encore que toute description dans le schéma ci-contre où les coefficients urotoxiques sont placés de haut en bas, par ordre de dégradation, et représentés par des traits noirs d'un centimètre de longueur, reliés entre eux par une ligne noire plus fine, destinée à suivre l'élévation ou l'abaissement du coefficient. Au-dessous de ce tracé, se trouve la ligne de démence dont toute élévation marque le délire. On y voit : 1° Que toute diminution notable de la toxicité urinaire est suivie de troubles mentaux ; 2° qu'à ces troubles correspond une augmentation de la toxicité ; et 3° que cette dernière, dans une période de calme, reste au niveau de ce qu'elle est pendant l'agitation.

DISCUSSION.—Parmi les objections qu'on peut adresser aux résultats de nos expériences, nous n'en voyons que deux pour le moment qui méritent l'attention : on dira que cette coïncidence entre l'état des urines et le délire n'est qu'une coïncidence heureuse, que, si des injections avaient été faites les jours où nous n'avons pu les faire, nous aurions peut-être trouvé un abaissement notable du coefficient urotoxique non suivi de troubles mentaux. C'est peut-être vrai, mais on voit dans le schéma que seules les injections du commencement d'octobre et de la fin de décembre sont très espacées, que la présence des sels de soude dans l'organisme à la fin d'octobre nous obligeait à rejeter les urines, que le reproche ne peut s'adresser aux expériences faites en novembre, D'autres diront, en partie à juste titre, que la variation de l'état des urines est dûe à l'alimentation ; nous pourrions les prendre au piège en répondant qu'alors d'après eux, les troubles mentaux coïncident avec les variations de l'alimentation, cette dernière étant une source de l'auto-intoxication, mais nous nous contenterons de dire que le régime alimentaire, enregistré quotidiennement par nous, est toujours le même à l'hospice Saint-Julien, en particulier pour la démente C..., qui prend tous les matins son café au lait, à midi une soupe grasse, un peu de viande et des légumes avec un verre de vin, et tous les soirs une soupe maigre à la semoule; elle n'a jamais fait d'excès alcooliques, puisque, depuis son entrée à Saint-Julien, elle n'est jamais sortie de l'hospice. On ne peut donc faire intervenir l'alimentation.

En un mot, si ce rapprochement de l'état des urines et des troubles mentaux n'est qu'une coïncidence, cette dernière est bien singulière et sa singularité nous autorise à prononcer le mot de corrélation. Cette corrélation ressort encore de la comparaison des phénoménes toxiques observés chez l'animal pendant l'injection; la veille du délire ou pendant les deux ou trois jours qui le précèdent, le lapin supporte l'injection sans bouger; sa dyspnée est lentement progressive, sa pupille devient rarement punctiforme et le lapin meurt avec ou sans opisthotonos: mais dès le premier jour de l'agitation, et pendant tout le temps qu'elle dure, le lendemain ou le surlendemain encore, le lapin est inquiet, il a des soubresauts, la dyspnée s'établit rapidement, la pupille devient punctiforme après l'injection des cinquante ou cent premiers centimètres cubes d'urine, et le lapin meurt au milieu de convulsions. Ces derniers phénomènes ont été observés encore dans la période de calme du 7 au 24 décembre. On peut voir les variations de ces phénomènes dans la colonne VIII du tableau, et dans le schéma où ils sont représentés, au-dessous de la ligne de démence, par des traits noirs (*a*, *b* et *c*) de grosseurs différentes suivant la gravité des phénomènes observés, le trait *a* correspondant aux plus graves, et le trait *c* aux plus légers. Les expériences que nous avons faites avec les urines d'autres déments séniles viennent confirmer nos premiers résultats.

EXPÉRIENCE XXV. — Veuve M... (observation p. 53), pèse 38 kilogr.

Urine du 16 au 17 décembre, quantité totale des 24 heures 800 cc., acides, densité 1,017.

500 cc. de ces urines tuent en 45 minutes un lapin de 2,290 gr. Vitesse de l'injection 11 cc. par minute.

La toxicité moyenne est de $\frac{500}{2290}$, c'est-à-dire de 218° et le coefficient urotoxique de $\frac{800}{38 \times 128}$ ou de 0,096. Pendant l'injection, l'animal reste tranquille, sa pupille se contracte lentement, la dyspnée est modérée ; à l'agonie se montrent des convulsions épileptiformes.

La démente est alors calme, elle l'est encore le lendemain 18 décembre, mais dans la nuit du 18 au 19 apparaît le délire (décrit p. 55).

EXPÉRIENCE XXVI. — Le 21, pendant ce délire, on obtient 600 cc. d'urine, acide, de densité 1,018, mais on ne peut certifier que toutes les urines ont été recueillies. Le lapin pesant 2,285 gr. est tué en 24 minutes par l'injection de 297 cc. d'urine — vitesse de l'injection = 12. La toxicité moyenne est égale à $\frac{297}{2285} = 129$. Le coefficient urotoxique est de $\frac{600}{38 \times 129}$ ou de 0,122 ; il est donc plus élevé que celui de la veille du délire, mais les phénomènes toxiques sont les mêmes.

EXPÉRIENCE XXVII. — Le 24 décembre, on n'a pu recueillir que 300 cc. d'urine, acide, de densité 1,022. 168 cc. de cette urine tuent un lapin de 1,900 gr. en 15 minutes, vitesse de l'injection = 11. Le coefficient urotoxique est de $\frac{168}{1900}$ ou 88. Les phénomènes toxiques observés chez le lapin sont plus graves, l'animal présente des soubresauts dès le début de l'injection.

Les toxicités moyennes, 218, 129 et 88 des trois expériences, le coefficient urotoxique 0,096 de la première se rapprochent de ceux que nous avons vus chez la démente C..., avant, pendant et après le délire, et confirment nos trois conclusions à son sujet, nous pouvons même en déduire une quatrième : chez la démente M.., la toxicité urinaire est très faible avant le délire, tend à se relever pendant ce dernier pour atteindre son maximum vers la fin de l'agitation.

Nous opposerons à ces résultats, ceux que donnent les injections d'urine : 1° d'un dément sénile (1) qui n'a jamais présenté de délire, et 2° de vieillards d'intelligence normale.

Expérience XXVIII. — B..., dément sénile, pèse 63 kilogr., urines des 24 heures 1700 cc. elles sont acides et ont 1,014 de densité. 354 cc. d'urine tuent en 35 minutes un lapin de 2,255 gr., — vitesse de l'injection = 10.

Toxicité moyenne $= \frac{354}{2255} = 156$, coefficient urotoxique $\frac{1700}{63 \times 156} = 0,172$.

MM. Banal (2) et Mossé (3) ont recherché les coefficients urotoxiques des vieillards « normaux » ; ces

(1) Nous avons recherché le coefficient urotoxique d'un deuxième dément dont nous parlerons plus loin; nous ne pouvons en tenir compte ici parce que l'élévation considérable du coefficient et la réaction alcaline des urines nous laisse supposer que ces dernières avaient été recueillies dans des vases malpropres, le coefficient était de 0,588.

(2) Banal, *Recherches biologiques sur l'excrétion urinaire aux différents âges de la vie; Etude sur la toxicité urinaire.* (Thèse Montpellier, 1890).

(3) Mossé, *loc. cit.*

coefficients, d'après Banal, oscillent entre 0,592 et 0,357, mais ne peuvent être comparés à ceux que nous avons obtenus chez les déments séniles parce que le procédé opératoire employé diffère du nôtre. M. Stroup (1), dont nous nous sommes servi du manuel opératoire, a recherché le coefficient de huit vieillards normaux ; ses expériences ont été faites à Saint-Julien, ses sujets habitaient l'hospice, et ont donc vécu dans les mêmes conditions d'hygiène alimentaire et corporelle ; ses résultats étant comparables aux nôtres, nous n'avions nul besoin de répéter ces expériences. Tous ces vieillards ont un âge variant de 61 à 81 ans, six sur les huit ont les coefficients suivants 0,272 — 0,123 — 0,205 — 0,136 — 0,211 — 0,128 ; ces chiffres sont même trop faibles parce que les sujets avaient été purgés la veille à l'huile de ricin, et Stroup prouve dans sa thèse que la toxicité urinaire est moindre après une évacuation alvine. Des deux autres vieillards, l'un, infirmier, travaille beaucoup ; son coefficient est élevé à 0,603, mais nous devrons l'éliminer parce que le travail musculaire a une grande influence (Dufour) [2]. Le huitième et dernier vieillard qui est habituellement bien portant, ne se donne pas le moindre exercice, et va à la selle tous les jours ; son coefficient est de 0,116. Nous trouvons $\frac{1191}{7}$, c'est-à-dire 0,170 comme moyenne des sept coefficients, comme coefficient normal, légèrement affaibli, du vieillard, c'est celui de notre dément simple, vers lequel tendent les urines de nos deux déments déli-

(1) Stroup, *loc. cit.*, pages 87, 88, 89, 102 et 103.
(2) Dufour, *Contribution à l'étude des auto-intoxications*.(Thèse Paris, 1888).

rants pendant leur agitation et de l'un d'eux pendant la période de calme.

Il nous est facile maintenant d'expliquer la corrélation de la toxicité urinaire et des troubles mentaux en nous servant des idées admises sur l'auto-intoxication. Le coefficient urotoxique normal du vieillard et du dément simple étant de 0,170, sa diminution est le symptôme de la rétention des poisons normaux ou anormaux de l'organisme ; nous renvoyons pour leur étude aux ouvrages qui ont été publiés à leur sujet dans ces dernières années, en particulier au livre de M. Bouchard (1). Quelle que soit la cause de cette rétention, qu'elle soit due à une lésion des reins ou à une action morbide des centres nerveux affaiblis sur ces organes, elle amène une intoxication générale qui se manifeste par des troubles dans les fonctions de l'organe le plus faible et par conséquent le moins résistant. Chez le dément, cet organe est le cerveau dont l'intoxication même légère amène facilement le délire parce que les cellules cérébrales qui subsistent encore sont en train de dégénérer et résistent difficilement à ces traumatismes qui, chez le vieillard dont le cerveau est bien constitué, n'auraient aucune suite. L'atrophie des cellules de l'écorce cérébrale, la disparition des fibres à myéline expliquent le manque d'enchaînement des idées chez le dément sans délire ; il en résulte nécessairement que ce défaut d'enchaînement des idées apparaît plus net et plus clairement encore quand le cerveau est excité d'une façon quelconque, par des toxines, par exemple : le dément devient maniaque puisqu'il est par la nature même de sa maladie pré-

(1) Bouchard, *Leçons sur l'auto-intoxication*. Paris, 1887.

disposé à ce délire et c'est là la raison de la fréquence de ce dernier.

Plus la rétention des substances toxiques est rapide, plus le délire se montre tôt ; c'est ce qui a lieu, par exemple, dans la constipation ; les matières retenues dans le tube digestif produisent une quantité considérable de toxines qui passent dans le sang et dont l'élimination est trop lente dans les cas de lésions rénales. L'auto-intoxication nous explique encore l'apparition du délire à des époques régulières chez certains déments séniles. Depuis sa seconde entrée à Saint-Julien, Veuve C... est agitée une fois par mois, mais à partir d'août 1895, ces périodes se sont rapprochées pour devenir bi-mensuelles et se sont montrées, comme on le voit dans le schéma, le 2 et le 16 octobre, le 4 et le 15 novembre, le 2 décembre ; elles ont reparu au commencement de janvier et de février ainsi que vers le milieu de ce dernier mois. Cette apparition du délire à dates presque fixes a ses raisons dans l'accumulation lente et progressive, que suivent nettement nos expériences de novembre, de substances toxiques dans l'organisme, jusqu'à ce que la présence en trop grand nombre de ces dernières devienne incompatible avec le fonctionnement normal du cerveau ; alors éclate le délire qui est en quelque sorte le symptôme de la réaction de l'organisme contre ces matières étrangères que la réaction a pour but d'éliminer : en effet, pendant l'agitation, le coefficient urotoxique s'élève plus ou moins rapidement vers la normale, si bien qu'on arrive par déduction à cette idée paradoxale que le délire est un symptôme favorable, car il annonce la réaction nécessaire au malade.

Le dément, dont les organes d'émonction, le rein surtout, fonctionnent normalement, n'est pas agité au cours des maladies infectieuses qui les frappent parce que les poisons bactériens produits par elles sont rapidement éliminés. La malade (de l'Obs. p. 44) est morte de pneumonie après être restée indifférente et calme pendant toute la durée de la maladie intercurrente ; son coefficient urotoxique, pris le 23 octobre, était très élevé, à 0,588 et nous donne peut-être la raison (1) de l'absence du délire, tant dans la pneumonie que dans le cours de la démence. Chez la démente C.., au contraire, ce dernier apparaissait ou augmentait en même temps qu'elle était atteinte de bronchite (voir le schéma).

En résumé, il résulte de nos expériences que le délire maniaque est dû à l'intoxication.

On a trouvé que la composition du sang s'altère à la suite d'agitation prolongée (2), que les leucocytes s'accroissent dans de notables proportions, quand il y a tendance à cette excitation (3), et que la toxicité

---

(1) Voir la note au bas de la page 75, où nous donnons les motifs de cette restriction. Les urines étaient alcalines, mais ne contenaient ni sucre ni albumine ; examinées au microscope, elles n'avaient ni globules blancs, ni cylindres épithéliaux.

Voici l'exposé de cette expérience :

La démente D... pesait 34 kilogr. Quantité des urines des 24 heures 800 cc., dont 85 cc. tuent en 8 minutes un lapin de 2,100 gr.

La toxicité moyenne est de $\frac{85}{2100} = 40$ cc.

Le coefficient urotoxique, $= \frac{800}{40 \times 34} = 0,588$.

(2) Rutherford Macphaïl. *Observations cliniques sur le sang des aliénés. Mental science.* Janvier 1895. Analysé dans les *Annales médico-psychologiques*, 1887.

(3) Burton. *Le sang chez les aliénés. American Journal of insanity.* Analysé dans les *Archives de neurologie*, 1895.

du sang est constamment diminuée et d'une façon très marquée dans la démence ordinaire (1). Il serait intéressant de savoir ce que devient cette toxicité avant les accès d'agitation; elle doit augmenter, mais ce sont là des expériences dont la répétition nécessaire quand le coefficient urotoxique est faible et élevé, amènerait l'épuisement du malade.

Par contre il est plus facile d'obtenir des analyses d'urine recueillie le lendemain du jour où on a constaté l'état de la toxicité. On sait que chez le vieillard normal le sang est riche en sels, en matières extractives, en urée, et en cholestérine; mais que l'élimination rénale est diminuée par la sclérose des vaisseaux et des glomérules, par la dégénération des *tubuli contorti* (Demange et Sadler, Ballet, Dupleix et Launois) (2). Les analyses d'urine faites par Roche (3), Macquart, Monavon (4) et Mossé (5), montrent l'affaiblissement de cette excrétion : la quantité d'urine, sa densité, l'acide phosphorique et l'urée sont diminués dans de notables proportions; la quantité de substances organiques et minérales non comburées sont augmentées, tandis que celle des produits complètement oxydés est diminuée (Mossé), ce qui prouve un ralentissement de la nutrition.

(1) G. d'Abundo. *Sur l'action bactéricide et toxique du sang des aliénés. Rivista sperimentale di frenetria e di medicina legale*, t. XVIII, fasc. 2, 1892. Analysé dans les *Archives de neurologie*, 1893.

(2) Cités par Brousse. *De l'involution sénile*. Thèse d'agrégation, Paris, 1886.

(3) Roche. *Id.* Id.

(4) Monavon. Le résultat de ses analyses d'urine sont exposés dans la thèse de M. Bride, sur le *Sommeil et l'insomnie des vieillards*. Thèse de Lyon, 1888.

(5) Mossé. *Contributions à l'étude de la dénutrition chez le vieillard*. In *Gazette hebdomadaire de Montpellier*. Mars 1889.

Les mêmes constatations ont été faites avec les urines du dément. L'élimination des chlorures (1), de l'urée et des phosphates alcalins et terreux (2) décroît. On (3) a dit aussi que la proportion d'acide urique et de créatinine était accrue. Les uns, comme De Jakchs (4), ont prétendu que les aliénés atteints de symptômes nerveux intenses, de délire par exemple, étaient acétonuriques, d'autres, comme Kœppen (5), que l'urine des déments, surtout dans le cas de délire, renfermait de l'albumine ou de la propeptone, et cela indépendamment de toute lésion appréciable des reins, que cette albuminurie suivait une marche parallèle à celle de l'exaltation délirante. Mais ces faits ont été réfutés par les analyses de Maccabruni (6) et de Laillier (7) ; d'après Maccabruni, il n'y a pas de peptones dans les urines des aliénés tranquilles, il y en a rarement chez les agités, et leur présence dans ce cas fait penser à une maladie latente ou à l'altération des échanges consécutifs à une vive agitation. Laillier n'en a pas trouvé dans les urines de trente déments séniles : existerait-elle, ajoute-t-il, que cette peptonurie ne prouverait rien puisqu'on la trouve chez des indivi-

(1) Rabon. *De la composition des urines chez les aliénés. Archiv für Psychatrie und Nervenkrankheit.*, 1879.

(2) Mairet. *Recherches sur l'élimination de l'acide phosphorique chez l'homme sain, l'aliéné, l'épileptique et l'hystérique*, 1884.

(3) Johnson Smith. *An inquirity into the blood and urine of the insane.* In *Journal of mental science.* Octobre 1890.

(4) De Jakchs. Cité par Lœhr. *De l'acétonurie des aliénés. Société psychiatrique de Berlin.* 15 décembre 1884. Compte rendu dans les *Archives de neurologie*, 1886.

(5) Kœppen. *Ueber Albuminurie und Propeptonurie bei Psychosen.* In *Archiv f. Psychiatrie und Nervenkrankheit.*, XX. Heft 2, p. 309, 1889.

(6) Maccabruni. *Peptonurie.* In *Annales médico-psychologiques*, 1894.

(7) Laillier. *Peptonurie chez les aliénés.* In *Annales médico-psychologiques*, 1894.

dus sains, atteints d'indispositions passagères (dilatation d'estomac ou digestions lentes et difficiles).

Quant à l'acétonurie, on lui a également refusé le rôle important qu'on lui attribuait ; Lœhr (1), Bœck et Slosse (2) et, enfin, Laillier (3) ont démontré l'existence d'une acétonurie physiologique, indépendante de tout état intellectuel morbide. Bœck et Slosse ont constaté cependant l'augmentation considérable d'acétone pendant l'inanition et recommandé dans ce cas l'alimentation artificielle.

Telles sont les connaissances actuelles sur la constitution chimique des urines des déments séniles. Ajoutons encore, qu'avant de faire nos expériences sur la toxicité, nous recherchions toujours la présence de l'albumine dans les urines au moyen de la coction, de l'acide azotique et du réactif citro-picrique, mais jamais nous n'avons trouvé traces d'albumine.

Nous aurions voulu des analyses coïncidant à un jour près avec l'état du coefficient urotoxique, mais il était impossible de faire ces analyses parce que toutes les urines des vingt-quatre heures qu'on parvenait à recueillir, et on y parvenait trop peu souvent, devaient servir à nos injections.

Nous poursuivrons notre étude; mais cette fois, avec le concours éclairé de M. Parisot, et nous tenterons de remplir ces *desiderata*.

---

(1) Lœhr. *Mémoire à la Société psychiatrique de Berlin*. 14 décembre 1884. Compte rendu des *Archives de neurologie*, 1886.

(2) Bœck et Slosse. *Acétonurie chez les aliénés*. In *Bulletin de la Société de médecine mentale de Belgique*.

(3) Laillier. *De l'acétonurie chez les aliénés*. In *Annales médico-psychologiques*. Mars 1892.

CHAPITRE VII

Marche. — Durée et Pronostic

La durée de la démence sénile varie de 1 à 4 ans et dépend de la constitution primitive du malade ainsi que des conditions hygiéniques dans lesquelles il se trouve. La maladie se termine invariablement par la période cachectique où le dément succombe tantôt à l'infection putride que déterminent ses eschares baignés d'urine et de matières fécales, ou à la diarrhée chronique, tantôt à une pneumonie insidieuse ou à une hémorrhagie, ou à un ramollissement cérébral. On peut observer, d'après Schüle, une sorte de rémission qui retarde la période ultime. Virchow a vu des cas de démence sénile à marche rapide qui évoluaient en quelques semaines. D'après Ville, il est des cas de démence débutant par un affaiblissement diffus de l'intelligence et se terminant par une période marasmatique de longue durée (1).

Mais souvent le dément, prédisposé aux maladies infectieuses par sa faiblesse physique et morale, est enlevé par l'une de ces maladies, par une broncho-pneumonie, ou une pneumonie par exemple, bien avant le terme normal de la démence.

Le pronostic s'aggrave quand le malade présente des périodes d'excitation ; ce délire curable en apparence parce qu'il disparaît momentanément, peut précipiter la maladie par les troubles organiques qu'elle amène et par la faiblesse que présente le malade après l'agitation.

(1) Schüle. Virchow et Ville cités par Ball et Chambard. *Dictionnaire des sciences médicales*. Art. Démence.

CHAPITRE VIII

Diagnostic

Au début de la démence, quand le vieillard est atteint de délire ou quand la diminution de ses facultés intellectuelles est encore légère, il est difficile de diagnostiquer la maladie, mais qu'on attende et la déchéance psychique s'accentue. On devra se rappeler cependant les diverses formes de délire prodromique, et songer, quand l'une d'elles se présente, qu'elle annonce peut-être la démence

Dans le cours de son évolution, la maladie peut être confondue avec les affections mentales du vieillard qui présente un affaiblissement définitif ou transitoire des facultés intellectuelles : Les premières, les incurables, sont l'idiotie, l'imbécillité, les démences de la paralysie générale, du ramollissement, de l'apoplexie cérébrale, des tumeurs encéphaliques, les démences toxiques et névropathiques ; nous allons les passer en revue.

1° Chez l'idiot, les facultés intellectuelles et affectives sont dans un état notable d'infériorité, mais elles le sont depuis la naissance, tandis que le dément montre encore dans sa conversation ou dans son maintien des vestiges de l'instruction ou de l'éducation qu'il a reçues : on y sent l'existence passée d'une intelligence normale. De plus, l'idiotie s'accompagne presque constamment de malformations physiques ; par exemple : de déformations, d'asymétrie du crâne et de la face, de microcéphalie, de mauvaises conformations des arcades dentaires et de la voûte palatine, d'implantation vicieuse des dents, de strabisme, de déformations rachitiques, de pieds bots, etc. (1).

2° *L'imbécillité* offre une infériorité marquée de certaines facultés et un défaut d'équilibre entre ces facultés. La mémoire a pu être bonne et même très vive ; le vieil imbécile a pu gagner largement sa vie, posséder une certaine instruction ; mais il a toujours manqué de rectitude dans ses jugements et mal coordonné ses idées (2).

3° *Démence de la Paralysie générale.* — Il existe une paralysie générale sénile ou tardive, mais elle est rare. Ses symptômes psychiques et somatiques tiennent de la paralysie générale et de la démence sénile. On observe de l'incohérence, des idées de satisfaction, de richesse et de grandeur, empreintes d'un caractère de démence. Les troubles somatiques sont peu marqués ; la parole est ânonnée.

Le diagnostic différentiel est souvent très difficile en raison même du peu de différenciation des symptômes ; on admet des paralysies générales mixtes (3), c'est-à-dire associées à la démence, au point de vue non seulement des symptômes, mais encore des lésions histologiques.

A l'autopsie, les lésions ne sont pas celles qu'on trouve habituellement dans la méningo-encéphalite ; les adhérences entre la pie-mère et la substance corticale sont peu nombreuses, elles sont partielles et

(1) Parisot. *Cours de maladies mentales*. Faculté de Nancy, 1895.

(2) Parisot. *Id.* Id.

(3) Klippel. *Caractères de la paralysie générale*, in *Archives de médecine expérimentale et d'anatomie pathologique*, 1891, pages 661 et suivantes.

dans quelques cas n'existent pas, tandis qu'on peut les trouver chez quelques déments séniles (1). Les artères sont atteintes d'athérome. Voici les lésions histologiques différentielles trouvées par M. Klippel, chef de laboratoire à Sainte-Anne :

La paralysie générale frappe surtout les cellules des couches corticales supérieures du cerveau : c'est la dégénérescence graisseuse qui domine plutôt que l'atrophie ; ces cellules se détruisent rapidement faisant place à un processus vasculaire et plus tard scléreux. Les cellules des rangées inférieures sont également lésées, mais souvent non déformées et non détruites. Dans toutes les couches, elles sont imprégnées de fines granulations graisseuses et rarement de gros amas ocreux comme dans la démence sénile, le noyau granuleux peut présenter des vacuoles, comme d'ailleurs le protoplasma. Outre la dégénérescence graisseuse, on voit encore la dégénérescence vitreuse, scléreuse, la nécrose de coagulation et l'absence de noyau. Toutes ces lésions sont éparses et diffuses chez un même malade, revêtant ainsi un caractère d'altération polymorphe, tandis que dans la démence sénile on n'a que l'atrophie et l'infiltration graisseuse. Les cellules rondes, qui, au nombre d'une ou deux, se trouvent autour des grandes cellules pyramidales, prolifèrent et envahissent ces dernières en voie de destruction. Dans la démence sénile ces cellules rondes ne sont nullement proliférées et présentent aussi des granulations ocreuses.

Les fibres nerveuses corticales, les grosses comme les fines, sont complètement détruites dans la paralysie générale. Dans la démence sénile, ce sont surtout les grosses fibres qui disparaissent les premières et toujours en partie seulement.

Le tissu nerveux de l'écorce dans la méningo-encéphalite est très vascularisé par néoformation de vaisseaux ; dans la démence, les vaisseaux sont plutôt atrophiés. Dans la première, on constate une diapédèse considérable des artères à tunique moyenne ; cette dia-

(1) Voisin. *Traité de la paralysie générale*, Paris, 1879.

Cullerre. *La démence paralytique dans ses rapports avec l'athérome artériel et le ramollissement jaune. Annales médico-psychologiques*, 1882.

pédèse est confluente dès les premières phases de l'affection. Rien de semblable dans la seconde.

Les lésions de la névroglie ne se voient que tardivement et seulement dans les formes où il y a des érosions.

Quant à la substance blanche, les faisceaux sous-corticaux sont atteints d'une destruction très marquée attestée par la raréfaction des éléments anatomiques, par l'altération profonde des vaisseaux ; la présence en cet endroit d'une grande quantité de corps arrondis, les uns très volumineux, les autres très petits, formés par la myéline dégénérée est un signe important du diagnostic.

4° *Démences du ramollissement, de l'apoplexie cérébrale et des tumeurs encéphaliques.* — Prodromiquement aux attaques, on peut observer des symptômes de démence assez analogues à ceux de la démence sénile ; on n'aurait cependant pas ici, d'après Parrot (1), comme dans la démence proprement dite des vieillards, cette agitation, cette loquacité et ces actes incohérents du délire maniaque. Après l'attaque, l'intelligence peut subir une déchéance progressive, au cours de laquelle surviennent parfois des périodes d'excitation qui demandent une surveillance active du malade. Les commémoratifs et l'examen de ce dernier permettent le plus souvent d'établir le point de départ de son affection. De même dans les cas de tumeurs encéphaliques, quand le malade présente quelques symptômes diffus de ces tumeurs, tels que : la céphalalgie, le vertige, les vomissements, les fourmillements des extrémités, des convulsions épileptiformes ou des symptômes de foyer comme l'hémiplégie, l'hémianesthésie, la paralysie de nerfs crâniens, etc. Avec de pareils indices, le diagnostic

(1) Parrot. *Ramollissement cérébral,* cité par MM. Ball et Chambard. *Dictionnaire des Sciences médicales.* Art. Démence apoplectique.

n'offre pas de difficultés. Cependant, il est parfois difficile, c'est dans le cas où le malade ne présente pour tout symptôme que de l'affaiblissement intellectuel, de la perte de mémoire, par intervalle de la dépression et de l'excitation, de l'incohérence des idées avec des signes de démence complète et progressive. Le grand âge du malade fait penser à la démence sénile alors qu'à l'autopsie on trouve une tumeur frontale ou un ramollissement intéressant les centres de l'idéation ou leurs fibres conductrices (1). Cependant l'observation suivie du malade permet le plus souvent d'établir le diagnostic ; il arrive qu'un symptôme, comme la céphalalgie par exemple, qui jusque là restait inaperçu, attire alors l'attention.

5° *Démences toxiques, névropathiques et vésaniques.* — La démence alcoolique et la démence saturnine constituent les périodes terminales, l'une de l'alcoolisme chronique, l'autre de l'intoxication saturnine. Dans les deux cas, la mémoire du dément est nulle, l'intelligence, la volonté, les facultés affectives ont disparu ; des conceptions délirantes et des hallucinations apparaissent de temps en temps, surtout dans l'alcoolisme. Ce sont là aussi les symptômes que présentent le dément sénile, et comme ce dernier est atteint d'un tremblement, il est parfois impossible de faire le départ de ce qui revient à la sénilité, à l'alcoolisme ou au saturnisme (2).

Nous ne pouvons nous étendre sur les démences

(1) Wood Bathurst. *A case of dermoid cyst of the brain. Brit. med. Journ.*, p. 1203, 1er juin 1895. Analysé in *Revue des Sc. méd.*, 15 octobre 1895.

(2) Ball et Chambard. *Dictionnaire des Sc. médicales.* Art. Démences toxiques.

névropathiques et vésaniques, dont l'étude nous entraînerait trop loin. Contentons-nous de dire que les signes de l'affection primitive, qui, avec les antécédents, permettent d'établir le diagnostic différentiel, s'effacent peu à peu, au fur et à mesure de l'évolution de la démence ; les sujets prennent alors le type commun du dément, quelle que soit la maladie primitive. D'ailleurs le pronostic est le même pour toutes les démences ; elles sont incurables, excepté celles de quelques tumeurs encéphaliques qui nécessitent une opération chirurgicale.

Le vieillard peut être atteint d'autres affections mentales qu'il importe de distinguer de la démence sénile parce qu'elles se présentent sous forme de troubles intellectuels transitoires, ou que leur évolution est plus lente. Parmi ces affections, nous citerons la manie, la mélancolie, la folie à double forme, la confusion mentale, les délires systématisés des grandeurs et de persécutions, l'épilepsie et la folie morale ou instinctive telle que la kleptomanie ou la folie homicide. Mais l'étude de ces maladies a fait l'objet d'un rapport de M. Ritti, au congrès des médecins aliénistes, session de Bordeaux, 1895. Nous renvoyons à cette étude que nous ne pourrions que reproduire.

CHAPITRE IX

Traitement.

Nous verrons d'abord le traitement de la démence, puis celui du délire.

1° *Traitement de la démence.* — Il n'y a pas de traitement curatif ; les lésions cérébrales sont incurables, la démence suit son évolution fatale pour aboutir à la mort. Mais l'apparition de la maladie, et même son évolution peuvent être accélérées ou retardées, suivant les conditions hygiéniques du dément.

Les privations de nourriture par l'affaiblissement général qu'elles entraînent, la paresse cérébrale en rouillant l'esprit, les chagrins qui laissent dans le cerveau une impression trop vive, accélèrent la déchéance des facultés psychiques du vieillard.

Il faut donner à ce dernier, comme au dément, une nourriture substantielle et un travail conforme autant que possible à ses idées, proportionné à l'état de son intelligence : le commerçant retiré des affaires, l'employé et le militaire mis à la retraite sont prédisposés à la démence par leur oisiveté ; nous ne nous arrêterons pas à ceux-là, car il leur est relativement facile d'occuper leurs facultés intellectuelles à un travail quelconque.

On place autant que possible les vieillards indigents dans les hospices ; ils y trouvent vêtements, lits et bonne nourriture. En les interrogeant à Saint-Julien pour rechercher les déments, nous apprenons que, s'il est parmi eux des vieillards satisfaits de leur situation actuelle, qui leur permet de vivre sans souci du lendemain, d'autres au contraire regardent comme une prison la maison qui les abrite. D'après les règlements de l'hospice, il n'est permis de sortir en ville ou de recevoir des visites que deux fois par semaine ; le reste du temps, les privilégiés, et le nombre en est restreint, sont occupés au jardinage, au balayage, etc..., les autres ont l'alternative de s'enfermer la journée entière dans la salle commune ou de se promener dans une cour entourée de bâtiments très hauts qui masquent la vue du dehors. Quelques-uns sont bien heureux de pouvoir lire, tricoter ou jouer aux cartes ; mais la plus grande partie des vieillards restent dans l'oisiveté et se préparent à la démence. Comme exemple, nous donnerons celui de cet individu, qui, à son entrée à l'hospice, « crut devenir fou » en se voyant entre quatre murs, sans occupation, séparé de sa femme, qu'il ne pouvait voir que deux fois par semaine ; il est dément aujourd'hui et sa démence date de cette époque.

Il ne suffit donc pas de subvenir aux besoins corporels du vieillard ; ses facultés intellectuelles demandent aussi à être entretenues par un exercice modéré suivant les forces de l'individu ; ce dernier, bien qu'âgé, est d'ailleurs capable de rendre des services. Il faut encore ne pas le séparer réglementairement des siens, la vie de famille lui est nécessaire, et lui permettre plus souvent ces sorties qui le distraient. L'hospice Saint-Julien se trouve, il est vrai, dans des conditions qui rendent irréalisables une partie de ces indications : resserré, comme il l'est, au centre de la ville, la place y manque nécessairement ; mais son déplacement est décidé ; on pourrait alors, qu'on nous pardonne cet empiètement sur les attributions des personnes compétentes, établir quelques ateliers, un jardin assez vaste pour occuper, sous la direction de surveillants, la plupart des vieillards valides dont le nombre suppléerait à la lenteur de leurs travaux et enfin de grands promenoirs avec quelques jeux variés pour les divertir. Ce sont là les éléments essentiels du traitement prophylactique de la démence ; ils sont encore nécessaires quand elle est apparue.

Un exemple montrera les résultats qu'on peut obtenir dans ce dernier cas par l'exercice intellectuel : La démente C... (Obs. p. 67) ne se rappelait qu'avec peine de son nom de jeune fille, ne se souvenait plus de celui de son mari ; en les lui faisant répéter quotidiennement pendant quelque temps, elle est arrivée à les dire avec facilité ; de même pour les mois qu'elle ignorait toujours auparavant. On s'est bien occupé d'elle pendant sept mois ; on réagissait contre son apathie, on lui causait familièrement tous les jours, si bien qu'aujourd'hui elle recherche la compagnie et paraît même moins démente à tous ceux qui l'ont connue autrefois.

Cette modification heureuse de l'état mental est dûe à l'influence de la société sur le caractère de la malade. Cette action bienfaisante du milieu ambiant s'obtient difficilement dans les hospices ou dans les asiles où l'on ne peut s'occuper de chaque dément en particulier. On a préconisé le patronage familial direct ou indirect, c'est-à-dire le placement de ces malades dans leur propre famille ou dans des familles étrangères, moyennant un secours mensuel variant suivant les ressources de ces familles ou l'état mental du dément (1). Ce patronage est mis en pratique en Ecosse, en Belgique ; en 1892, le conseil général de la Seine votait un crédit important pour un essai de placement de cent déments séniles dans des familles de Dun-sur-Auron.

Les avantages de ce placement sont la restitution au malade d'un domicile ou d'un entourage habituels et un bien-être inhérent à la maison privée ; reste à savoir cependant la façon dont sont traités ces vieillards étrangers dans le cas de patronage indirect.

On a préconisé encore les colonies agricoles pour donner au dément le grand air et la liberté compatibles avec la sécurité publique (2).

En résumé, l'hygiène intellectuelle comprend le travail, la conversation, la lecture, les jeux et les exercices de mémoire. Quant à l'hygiène corporelle, elle consiste en : vie au grand air, propreté, alimentation assimilable, médication tonique parfois et chaleur. Le malade, comme tout vieillard, doit être chaudement vêtu pour se prémunir contre le froid ; nous citerons à ce propos quelques observations d'Hebold (3) et de Bouchaud (4) relatives à des déments dont la température, en hiver, s'est rapidement (en quelques heures) abaissée jusqu'à 30° et même

(1) Bourneville. *Colonies d'aliénés. Congrès des médecins aliénistes*, session de Blois, août 1892.

(2) Bourneville, *id.*

(3) Hebold. In *Archiv für Psychiatrie und Nervenkrankheit.*, XIII, § 3. Analysé dans les *Archives de Neurologie*, 1883.

(4) Bouchaud. *Hypothermie chez les aliénés*. In *Annales médico-psychologiques*, 1894.

25°7 ; ils étaient affaissés, engourdis, dans un état de torpeur très prononcée, la peau était froide et glacée, la sensibilité émoussée, la parole mal articulée, le pouls petit, faible et lent ; la déglutition devenait impossible, les urines et les selles peu abondantes se supprimaient et la mort survenait en un ou deux jours. Quand le malade devait se rétablir, la température s'élevait rapidement vers la normale ; mais cette ascension n'était pas toujours un signe de guérison, car aussitôt la température baissait de nouveau (Bouchaud). Cette hypothermie, pour Hebold et Bouchaud, est attribuable à l'action du froid sur le système nerveux affaibli. Le traitement consiste à réchauffer le malade par tous les moyens appropriés : linges chauds, café, etc...

Rappelons encore qu'à la période cachectique apparaissent des troubles trophiques cutanés qui demandent une antisepsie rigoureuse, car ils sont le point de départ d'une infection générale qui enlève le malade.

2° *Traitement du délire maniaque.* — Nos expériences sur la toxicité des urines de déments séniles agités démontrent que le délire est amené par la rétention et l'accumulation de substances toxiques dans l'organisme : un traitement rationnel devrait donc empêcher l'introduction ou la formation de ces substances et favoriser leur élimination quand elles existent.

On dit que par l'alimentation, l'homme en introduit une quantité considérable dans son intestin ; il faudrait alors réduire cette introduction en rejetant les substances alimentaires qui, comme le bouillon, le gibier et les conserves de viande, contiennent un grand nombre de matières toxiques ; on trouve, en effet, dans le bouillon, beaucoup de matières minérales et de sels de potasse, le gibier et les conserves de viande sont toujours dans un état de décomposition plus ou moins avancé. Le lait est le meilleur de tous les aliments parce qu'il est riche en matières azotées et en hydrocarbures, et parce que son action diurétique favorise l'élimination des principes toxiques.

L'intestin produit un grand nombre de toxines, qui sont absorbées ; cette production est encore exagérée dans la constipation, parce que les matières qui stagnent dans le tube digestif se putréfient ; on purgera de temps en temps le dément, surtout quand il est constipé. L'évacuation alvine, en faisant disparaître les matières putréfiées, diminue la toxicité urinaire. Les purgatifs à employer sont l'huile de ricin, les sels de soude et l'eau-de-vie allemande. L'huile de ricin agit mécaniquement, les sels de soude activent la sécrétion glandulaire de l'intestin, par suite enlèvent au sang une certaine quantité de sérum et avec lui une partie des toxines qu'il contient. L'eau-de-vie allemande irrite l'intestin ; on ne devra la donner pour combattre le délire qu'au début de la démence et avec ménagement, car il faut respecter autant que possible les fonctions digestives du malade.

La production de toxines intestinales peut encore être réduite au moyen d'antiseptiques non absorbables, qui ne déterminent aucune action toxique sur l'organisme, le naphtol, le benzonaphtol (1) par exem-

(1) Bouchard. *Leçons sur les Auto-intoxications.*

ple. Certaines substances, comme le charbon, retiennent les matières colorantes et les alcaloïdes, et s'opposent à l'absorption de ceux-ci par les parois de l'intestin (Bouchard).

Quant à la soustraction des principes nuisibles par la saignée, elle est formellement contre-indiquée chez le dément sénile délirant ; elle l'affaiblirait et son action sur la marche ultérieure de la maladie serait néfaste.

A côté de la médication pathogénique, se place la médication symptomatique qui consiste en l'emploi de sédatifs du système nerveux. La liste de ces calmants est longue, mais le nombre de ceux qu'il est permis de donner au dément sénile est très restreint.

Ce sont l'opium, le chloral, le sulfonal, la paraldéhyde et le bromure de sodium. Chacun d'eux a ses contre-indications qui dépendent de leurs actions accessoires. L'opium congestionne le cerveau et cependant il est recommandé par certains auteurs, chez le vieillard (1). On a prétendu que ce dernier, à doses égales, était plus vivement impressionné que l'adulte par l'opium.

Le chloral a une action déprimante sur le cœur, perturbatrice sur le tube digestif ; aussi vaut-il mieux le donner trois ou quatre heures après le repas ; il doit être suivi de l'ingestion d'un liquide afin d'éviter l'action irritante locale (2).

---

(1) Mackensie. *La circulation du sang et de la lymphe dans le crâne pendant le sommeil et la veille, avec des observations sur les hypnotiques. The Journal of Mental Science*, 1891. Analysé in *Annales médico-psychologiques*, 1894.

(2) Schmitt. *Cours de thérapeutique.* Faculté de médecine de Nancy, 1894.

Le sulfonal a été expérimenté chez les déments séniles, et paraît être un bon somnifère.

Garnier (1), Feloré (2), Johnston (3), Otto (4), Mackensie (5), Marandon de Montyel (6) et Mairet (7), lui ont reproché cependant d'être toxique au bout du 2e, 3e ou 4e jour, à la dose de deux grammes chez les sujets faibles dont l'agitation est peu marquée. Ce médicament s'emmagasinerait ; il faut diminuer les doses dès le premier ou le deuxième jour.

La paraldéhyde a sur le chloral l'avantage d'un réveil agréable et non lourd, sans céphalée et sans empâtement buccal, mais elle donne lieu à des renvois odorants désagréables et persistants.

Parmi les somnifères à recommander, citons encore le méthylal qui réussirait dans les insomnies, d'après MM. Mairet et Combemale (8). M. Marandon de Montyel (9) aurait cependant eu des insuccès avec ce médicament.

L'hypnone est un hypnotique infidèle ; on lui attribue une influence fâcheuse sur les reins (10).

---

(1) Garnier. *Du sulfonal. Valeur de son emploi comme hypnotique chez les aliénés*. In *Annales médico-psychologiques*, 1889.

(2) Feloré. *Du sulfonal. Société médico-psychologique,* juillet 1889.

(3) Johnston. *Du sulfonal. The Journal of Mental Science*, 1892. Analysé in *Annales médico-psychologiques*, 1893.

(4) Otto. *Du sulfonal.* In *Allgemeine Zeitschrift für Psychiatrie*, XLV, 4.

(5) Mackensie. *Loc. cit.*

(6) Marandon de Montyel. *Du sulfonal. Société médico-psychologique*, 1889.

(7) Mairet. *Du sulfonal.* In *Bulletin médical de Montpellier,* 27 et 31 mars 1889.

(8) Mairet et Combemale. *Du méthylal.* in *Progrès médical*, 1887, n° 27.

(9) Marandon de Montyel. *Du Méthylal,* in *Annales médico-psychologiques*, 1891.

(10) Norman. *The journal of Mental Science*, janvier 1887. Analysé in *Arch. de Neurologie*, 1890.

L'uréthane a donné des insuccès dans la démence sénile (Mairet et Combemale).

Les autres hypnotiques ou sont très dangereux à manier à cause de leur grande toxicité ou n'ont pas encore été suffisamment expérimentés, ou ont encore une action très désavantageuse sur la nutrition, ce sont la duboisine, l'hyosciamine, l'hyoscine, le trional, etc.

La chloralose est à rejeter, parce qu'elle donne lieu à des symptômes d'intoxication chez les sujets âgés. C'est ce que prouvent les essais de Hascovec (1) et de Marandon de Montyel (2), confirmés par ceux qu'a tentés M. Parisot, à Saint-Julien, au début de l'année 1895, sur deux démentes séniles agitées. Il donna à l'une d'elles 2 cachets de chloralose de 0 gr. 20, l'un à 6 heures, l'autre à 9 heures. La malade dort jusqu'à minuit : à ce moment, elle se relève pour uriner, mais tombe comme une masse, contracturée, sans convulsions, absolument raide, l'écume aux lèvres. Cette contracture généralisée dure 10 minutes, au bout desquelles la malade, tranquille, présente un peu de dyspnée ; elle dort fort bien le reste de la nuit. Le lendemain, la malade raconte qu'elle s'est relevée pour uriner, puis s'est recouchée et endormie jusqu'au matin ; elle n'a aucun souvenir de ses quelques instants de contracture.

La deuxième démente prend également 2 cachets

(1) Hascovec. *Effets hypnotiques de la chloralose*. Analysé in *Archives de Neurologie*, 1895.

(2) Marandon de Montyel. *Des effets hypnotiques de la chloralose chez les aliénés*. In *Annales médico-psychologiques*, 1895.

de 0 gr. 20, mais ne dort pas et reste calme. Le lendemain elle est hébétée, mais ne répond pas aux questions qu'on lui pose.

MM. les professeurs Schmitt et Parisot ont recherché, en 1890, l'action hypnotique de l'uralium : ils l'ont trouvée nulle, même à des doses de trois grammes.

CONCLUSIONS

Nous ne donnerons que les conclusions qui ressortent des faits nouveaux les plus importants de notre étude :

1° La démence sénile est un phénomène pathologique ;

2° Parmi les diverses variétés de délire qu'on peut observer au cours de la démence, il en est un qui est la conséquence logique de cette maladie. L'attitude particulière, la vue de certains objets en réveillant chez les malades des souvenirs anciens, les fait penser et agir conformément à ces idées anciennes. L'amnésie des faits récents ou rapprochés, qui constituent le fond même de la démence à son début, est la cause de cette suggestion spontanée ou provoquée, à laquelle le malade est prédisposé par la diminution de ses facultés supérieures.

L'exactitude de cette reproduction de faits anciens est en raison inverse des progrès de la déchéance des facultés psychiques.

Les seules suggestions possibles concernent soit le métier du futur dément, soit des actes habituellement accomplis par lui ou qui, même uniques, ont fortement impressionné son cerveau. Elles peuvent avoir des conséquences graves et amener des poursuites judiciaires ; elles doivent être recherchées quand le dément, au commencement de sa maladie, est amené à prendre des dispositions testamentaires ou autres.

Ne se peut-il que ces dispositions, qui paraissent valables puisqu'à ce moment le dément présente des intervalles lucides, aient été prises, en dehors de tout libre arbitre, suivant des idées anciennes du malade.

3° Les urines présentent, la veille du délire maniaque, une hypotoxicité qui permet de prévoir ce dernier et tend dans le cours de l'agitation à s'élever vers la normale. On peut en conclure qu'il est dû à la rétention et à l'accumulation de substances toxiques dans l'organisme.

BIBLIOGRAPHIE

Arétée. — Cité dans le *Compendium de médecine pratique*, 1842. Art. Folie.

Ball. — *La Folie érotique*, 1888.

Ball. — *Leçons sur les maladies mentales*, 1881.

Ball et Chambard. — *Dictionnaire encyclopédique des Sciences médicales*. Art. Démence.

Ballet. — *Communication sur la toxicité urinaire des aliénés au Congrès des médecins aliénistes*. Session de La Rochelle, 1893.

Banal. — *Recherches biologiques sur l'excrétion urinaire aux différents âges de la vie. Étude sur la toxicité urinaire*. Thèse Montpellier, 1890.

Batty Tucke. — *On the morbid histology of the brain*. In *the british and foreign medico-chirurgical Review*. Octobre 1873.

Bayle. — *Maladies du cerveau et de ses membranes*, 1826.

Bernheim. — *Hypnotisme. Suggestion. Psychothérapie*. Paris, 1891.

Biaute. — *Maladies mentales des vieillards et leur influence sur la capacité pour donner et tester*. In *Annales médico-psychologiques*, 1889, p. 62.

Bibra. — *Altération chimique du cerveau des vieillards*.

Bœck et Slosse. — *Acétonurie chez les aliénés*. In *Bulletin de la Société de médecine mentale de Belgique*, 1891.

Boissier et Lachaux. — *Étude clinique de la kleptomanie*. In *Annales médico-psychologiques*, 1894.

Bouchaut. — *Leçons sur les auto-intoxications*. Paris, 1887.

Bouchaut. — *De l'hypothermie chez les aliénés*. In *Annales médico-psychologiques*, 1894.

Bouchet et Germain. — *Études pour servir à l'influence de la folie*. In *Annales médico-psychologiques*, 1845.

Bourneville. — *Rapport sur les colonies d'aliénés*. Congrès des médecins aliénistes. Session de Blois, août 1892.

Boy-Teissier. — *Leçons sur les maladies des vieillards.* Chez Doin. Paris, 1895.

Beard. — *Le déclin des facultés morales dans la vieillesse.* In *Mental Science*, 1873.

Bra. — *Études sur le poids de l'encéphale dans les maladies mentales.* Thèse Paris.

Bride. — *Essai sur le sommeil et l'insomnie des vieillards.* Thèse Lyon, 1888.

Brierre de Boismont. — *Suicide dans l'antiquité et au moyen-âge.* In *Annales médico-psychologiques*, 1851.

Broussais. — *Irritation et Folie*, p. 388.

Brousse. — *De l'involution sénile.* Thèse d'agrégation, 1886.

Bruggia. — *La tossicita delle urine nei pazzi.* In *la Riforma medica*, 1892.

Burton. — *Le sang chez les aliénés. American Journal of insanity.* Analysé dans les *Archives de Neurologie*, 1895.

Charpentier. — *Des troubles mentaux dans la sénilité précoce. Annales médico-psychologiques*, 1885.

Cicéron. — *De senectute.* Traduction. Librairie Hachette, 1884. p. 32, 34, 46, etc.

Cazauvieilh. — *Encéphale chez l'adolescent, l'adulte et le vieillard.* Thèse Paris, 1827.

Calmeil. — *De la Folie*, 1845.

Charrin. — *Poisons de l'organisme. Poisons de l'urine.*

Colrat. — *Pression artérielle chez les vieillards et les enfants. Lyon médical*, 3 décembre 1893.

Compendium de médecine pratique, 1842. Art. Folie, p. 175.

Charcot. — *Anatomie et physiologie de la vieillesse. Œuvres complètes*, t. VII.

Clouston. — *De la signification pathologique des fausses membranes développées sous la dure-mère dans l'aliénation mentale. Mental Science*, 1877.

Cullerre. — *La démence paralytique dans ses rapports avec l'athérome artériel et le ramollissement jaune.* In *Annales médico-psychologiques*, 1882.

Demange. — *Étude clinique et anatomo-pathologique sur la vieillesse.* Paris, 1886.

Drouet. — *De l'Homicide*. Thèse Paris, 1873.

Dupain. — *Étude clinique sur le délire religieux*. Thèse Paris, 1888.

Dufour. — *Contribution à l'étude des auto-intoxications*. Thèse Paris, 1888.

Durand-Fardel. — *Maladies des vieillards*, 1873.

G. d'Abundo. — *Sur l'action bactéricide et toxique du sang des aliénés. Rivista sperimentale di frenatria e di medicina legale*, t. XVIII, f. 2, 1892.

Esquirol. — *Dictionnaire des Sciences médicales*, 1814. Art. Démence.

Esquirol. — *Maladies mentales*, 1838. Art. Démence.

Feloré. — *Du sulfonal*. In *Annales médico-psychologiques*, 1889.

Foville. — *Dictionnaire de médecine et de chirurgie pratiques*, 1829. Art. Aliénation.

Foville fils (Achille). — *Nouveau dictionnaire de médecine et de chirurgie pratiques*. Art. Démence.

Fürstner. — *Ueber die Geistesstœrungen des Seniums. Archiv. für Psychiatrie und Nervenkrankheiten*, t. XX, 1889.

Garnier. — *Du sulfonal. Valeur de son emploi comme hypnotique chez les aliénés*. In *Annales médico-psychologiques*, 1889.

Georget. — *De la Folie*, 1820.

Goudal. — *De l'aliénation mentale chez les vieillards*. Thèse Paris, 1884.

Guislain. — *Traité des Phrénopathies*. Bruxelles, 1835, p. 172.

Greenless. — *Contribution à l'étude du système circulatoire chez les aliénés. Mental Science*, octobre 1885.

Hascovec. — *Des effets hypnotiques de la chloralose*. Analysé in *Archives de Neurologie*, 1895.

Hippocrate. — Traduction Littré, t. IV, p. 513 et 519.

Hebold. — *De l'hypothermie chez les aliénés*. In *Archiv. für Psychiatrie und Nervenkrankheit.*, XIII, 3.

Johnson Smith. — *An anquirity in the blood and urine of the insane. Journal of Mental Science*.

Johnstone. — *De la valeur hypnotique du sulfonal*. In *The J. of Mental Science*, 1892.

Juvénal. — *Satires*, X, v. 221 à 225.

Keraval et Targoula. — *Contribution à l'histoire anatomique et pathologique des fibres nerveuses à myéline intracorticales du cerveau. Société médico-psychologique*. Séance du 28 juillet 1890.

Kœppen. — *Ueber Albuminurie und Propeptonurie bei Psychosen*. In *Archiv f. Psychiatrie und Nervenkrankheit.*, XX. H. 2, 1889, p. 309.

Kraft Ebing (von). — *Dementia senilis. Irrenfreund Heilb.*, 1884, XXVI, 161-164.

Klippel. — *Caractères histologiques de la paralysie générale*. In *Archives de médecine expérimentale et d'anatomie pathologique*, 1891, p. 661.

Kostjurin. — *Les altérations séniles de l'écorce cérébrale*. In *Wien. med. Jahrblatt*, p. 49, 1886.

Laborde. — *Des dilatations des vaisseaux de l'encéphale. Bulletin de la Société anatomique de Paris*, 1863, p. 170.

Laillier. — *De l'acétonurie chez les aliénés*. In *Annales médico-psychologiques*, mars 1892.

Limbeck. — *Étude des échanges nutritifs chez le vieillard*. In *Zeitsch. f. ktin. Med.*, XXVI, 1895.

Laillier. — *Peptonurie chez les aliénés*. In *Annales médico-psychologiques*, 1894.

Legrain. — *Séance de la Société médico-psychologique*, 1890.

Legrand du Saulle. — *La Folie devant les tribunaux*, Paris, 1864.

Legrand du Saulle. — *Les vieillards devant la justice*. In *Gazette des Hôpitaux*, 1867.

Lœhr. — *De l'acétonurie chez les aliénés. Mémoire à la Société psychiatrique de Berlin*, 15 octobre 1884.

Lunier. — *Des aliénés dangereux*. In *Annales médico-psychologiques*, 1869, 2e série, p. 185.

Mabille et Lallement. — *De la Folie des vieillards. Mémoire à la Société médico-psychologique de Paris*.

Mackenzie. — *La circulation du sang et de la lymphe dans le crâne pendant le sommeil et la veille avec des observations sur les hypnotiques*. In *The J. of Mental Science*, 1891.

Maccabruni. — *Peptonurie.* Analysé in *Annales médico-psychologiques*, 1894.

Mairet. — *Recherches sur l'élimination de l'acide phosphorique chez l'homme sain, l'aliéné, l'épileptique et l'hystérique*, 1884.

Mairet et Bosc. — *Aliénation mentale par troubles de la nutrition.* In *Annales médico-psychologiques*, 1892.

Mairet. — *Un cas de sénilité anticipée. Montpellier médical*, 1892.

Mairet. — *Du sulfonal. Bulletin médical de Montpellier*, 27 et 31 mars 1889.

Mairet et Combemale. — *De l'acétophénome en aliénation mentale.* Analysé dans les *Archives de Neurologie*, 1887.

Marandon de Montyel. — *Le méthylal chez les aliénés et son action comparative avec le chloral. Annales médico-psychologiques*, 1891.

Marandon de Montyel. — *Du sulfonal. Société médico-psychologique*, 25 février 1889.

Marandon de Montyel. — *Contribution à l'étude de l'action hypnotique de la chloralose.* Analysé in *Revue des Sciences médicales*, 1895.

Marandon de Montyel. — *Poids des hémisphères cérébraux chez les aliénés.* In *Annales médico-psychologiques*, 1887.

Marcé. — *Recherches cliniques et anatomo-pathologiques sur la démence sénile et sur les différences qui la séparent de la paralysie générale. Gazette médicale*, Paris, 1863.

Meyer. — *Sur la disparition des fibres nerveuses dans l'écorce du cervelet. Archiv. für Psychiatrie und Nervenkrankheit.* XXI, Heft, 1, p. 197.

Millet. — *Des vertiges chez les aliénés. Annales médico-psychologiques*, 1884.

Moreau de Tours. — *Psychologie morbide*, 1859, p. 562.

Morselli. — *Poids spécifique du cerveau dans l'aliénation. Rivista sper. di frenatria e di medicina legale.* Analysé dans les *Annales médico-psychologiques.*

Mossé. — *Contribution à l'étude de la physiologie de la vieillesse. Excrétion urinaire chez le vieillard et l'enfant.* Académie des sciences de Montpellier, 2 juin 1890.

Mossé. — *Contribution à l'étude de la dénutrition chez le vieillard. Gazette hebdomadaire de Montpellier,* mars 1889.

Norman. — *De l'Hypnone. The J. of mental Science,* janvier 1887.

Nègre. — *Contribution à l'étude du mouvement de l'assimilation chez le vieillard.* Thèse Montpellier, 1889.

Ollivier (Yves). — *Contribution à l'étude des maladies mentales des vieillards, en particulier de la démence sénile.* Thèse Paris, 1891.

Oppenheim Herrmann. — *Ueber die senile Form der Multiplenneuritis. Berlin. klin. med. Woch.,* n° 25, juin 1893.

Otto. — *De la valeur hypnotique du sulfonal. Allg. Zeitschrift für Psychiatrie.* XLV, 4.

Parisot. — *Leçons sur les maladies mentales à la Faculté de médecine de Nancy,* 1895.

Petrazzani et Vassale. — *Le lesioni del midollo spinale nella demenza. Riv. sper. di frenatria.* XVII, 4, 1891.

Pinel. — *Aliénation mentale,* 1809. 2e édition, p. 90, 409, 415, 426.

Pinel. — *Nosographie philosophique.* Art. Névroses, chapitre Démence.

Parchappe. — *Traité théorique et pratique de la folie,* 1841.

Pecharman. — *Essai sur les psychoses de la vieillesse.* Thèse Paris, 1893.

Rabon. — *De la composition des urines chez les aliénés. Archiv. f. Psychiatrie und Nervenkrankheit.,* 1879.

Rey. — *Du poids des lobes du cerveau d'après les registres de Broca.* In *Annales médico-psychologiques.*

Reuss. — *Aberration du sens génésique chez l'homme. Perversion sénile.* In *Annales d'hygiène publique et de médecine légale,* 1886.

Ribot. — *Des maladies de la mémoire,* 1881.

Ringrose Atkins. — *On the morbid changes in the Nerven of the Brains, etc.... The Dublin Journal of med. Science,* 1877.

Régis et Lavaure. — *Communication sur la toxicité urinaire chez les aliénés au Congrès des médecins aliénistes.* Session de La Rochelle, 1893.

Ritti. — *Rapport sur les maladies mentales des vieillards. Congrès des médecins aliénistes*. Session de Bordeaux, 1895.

Rochoux. — *Recherches sur l'apoplexie cérébrale*, 1814.

Rostan. — *Recherches sur le ramollissement cérébral*, 1816.

Rouillard. — *Maladies mentales des vieillards*. In *Gazette des hôpitaux*, 1889.

Rouillard. — *Essai sur les amnésies, principalement au point de vue étiologique*. Thèse Paris, 1884.

Rutherford Macphail. — *Observations cliniques sur le sang des aliénés*. In *Mental Science*, janvier 1885.

Schmitt. — *Cours de thérapeutique*. Faculté de médecine de Nancy, 1894.

Szysgal. *Étude sur la loi de régression dans la démence*. Thèse Paris, 1891.

Seglas. — *Psychoses séniles et tardives. Progrès médical*, 1888.

Seppili. — *Le sang chez les aliénés. Rivisti sper. di frenatria e di medicina legale*, 1884.

Stroup. — *Recherches sur la constipation chez le vieillard*. Thèse Nancy, 1893.

Thivet. — *Contribution à l'étude de la folie chez les vieillards*. Thèse Paris, 1889.

Thomsen. — *Ueber das Vorkommen und die Bedeutung der gemichten sensiblen Anæsthesie bei Geisteskranken. Archiv f. Psychiatrie und Nervenkrankheit*. B. XVII. H. 2, p. 452.

Toulouse. — *Étude clinique sur la mélancolie sénile chez la femme*. Thèse Paris, 1891.

Tramboni et Algeri. — *Il tempo del psichico nel ectesiometria tattile negli alienati. Rivista sper. di fren.* Fascicule IV, 1886.

Vulpian. — *Leçons de physiologie générale et comparée du système nerveux*. Paris, 1866, p. 645.

Vicq d'Azyr. — *Éloge historique de Linné*. In *préface des anciennes éditions des ouvrages de Linné*, p. 30.

Voisin. — *Folie par athérome*. In *Leçons cliniques sur les maladies mentales*, 1876.

Voisin et Peron. — *Recherches sur la toxicité urinaire chez les épileptiques. Archives de Neurologie*, 1893, p. 68.

Voisin. — *Traité de la paralysie générale*. Paris, 1879, p. 278

Weigert. — *Histologie pathologique de la névroglie. Centralblatt f. allg. Pathologie und path. Anatomie*, novembre 1890.

Weiss. — *Die Psychosen der Greisenalters*. In *Wiener med. Pres.*, 1880.

Wille. — *Die Psychosen der Greisenalters. Állg. Zeitschrift für Psychiatrie*. XXX, 1873-1874.

Wood Bathurst. — *A case of dermoid cyst of the brain*. In *Brit. med. Journal,* 1er juin 1895, p. 1203.

Wiglesworth. — *Hémorrhagies et fausses membranes sous la dure-mère chez quelques aliénés*. In *The J. of Mental Science*, janvier 1888.

Zacher. — *Ueber Schvund markhaltiger Nervenfasern in der Grosshirnrinde bei der progressiven Paralysie und anderen chronischen Gehirnkrankheiten. Berlin. klin. Woch.* n° 29. p. 471, juillet 1885.

TABLE DES MATIÈRES

NANCY. — Imprimerie Nancéienne, 15, rue de la Pépinière. — NANCY.

www.ingramcontent.com/pod-product-compliance
Ingram Content Group UK Ltd.
Pitfield, Milton Keynes, MK11 3LW, UK
UKHW020154200726
13856UKWH00003B/993

9 782011 928931